LE LIVRE DE RECETTES DU RÉGIME QUOTIDIEN DASH

100 RECETTES SAINES POUR LE CŒUR POUR ABAISSER LA TENSION ARTÉRIELLE ET LE CHOLESTÉROL.

HUBERT LYON

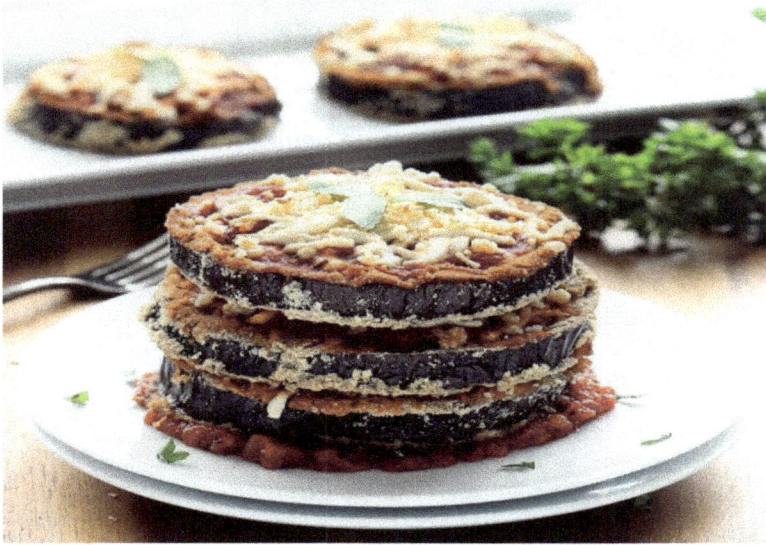

Table of Contents

7

INTRODUCTION

Quand il y a la santé, il y a tout. Ce vieux proverbe est plus sage et plus vrai qu'il n'y paraît à première lecture. Malheureusement, aujourd'hui, nous avons trop souvent tendance à ne pas prêter attention à notre santé et aux méthodes les plus efficaces pour en prendre soin, qui dans la plupart des cas sont très simples

Certes, l'activité physique est fondamentale, mais ce qui peut faire la différence, c'est de suivre une alimentation correcte. Bref, de nos jours, il est important de découvrir les facteurs d'une vie saine : il est difficile d'atteindre la cible sans prêter attention à tous les aspects. Ainsi, ces dernières années, un nouveau type de régime s'est répandu : le régime DASH.

Mais en quoi consiste-t-il ? Les conseils alimentaires sont désormais connus de la plupart, presque répétitifs diront certains. Pourtant, le pourcentage de personnes qui les suivent, réussissant à maintenir une alimentation correcte, n'est pas élevé. Les concepts de base, pour tout le monde, sont assez simples : augmenter la consommation quotidienne de fruits et légumes frais, ainsi que celle de légumineuses (pois chiches, haricots, pois, fèves et lentilles).

Consommez régulièrement des glucides et des céréales, de préférence des céréales complètes. Buvez beaucoup d'eau chaque jour et, au contraire, contrôlez votre consommation d'alcool. Limitez les sucres, les graisses et le sel.

1. Sandwich à la poitrine de poulet

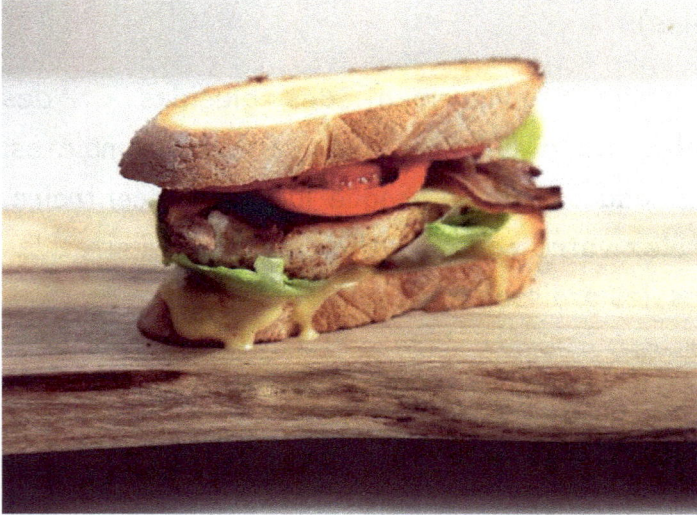

INGRÉDIENTS

- Mayonnaise
- Poitrine de poulet
- Céleri
- Sel et poivre au goût
- Pain. Vous pouvez utiliser le type de pain que vous préférez

PRÉPARATION

1. Pour commencer, faites bouillir le poulet dans une casserole avec une branche de céleri et du sel.

2. Une fois prêt, retirez le poulet et laissez-le refroidir quelques minutes.
3. Pendant que le poulet refroidit, hachez le reste du céleri et mélangez-le avec de la mayonnaise.
4. Émiettez le blanc de poulet et incorporez-le au mélange de mayonnaise et de céleri. Bien mélanger.
5. Saler et poivrer au goût si besoin
6. Enfin, placez le mélange de poulet sur le pain. Prendre plaisir

2. Sauce Spaghetti Végétarienne

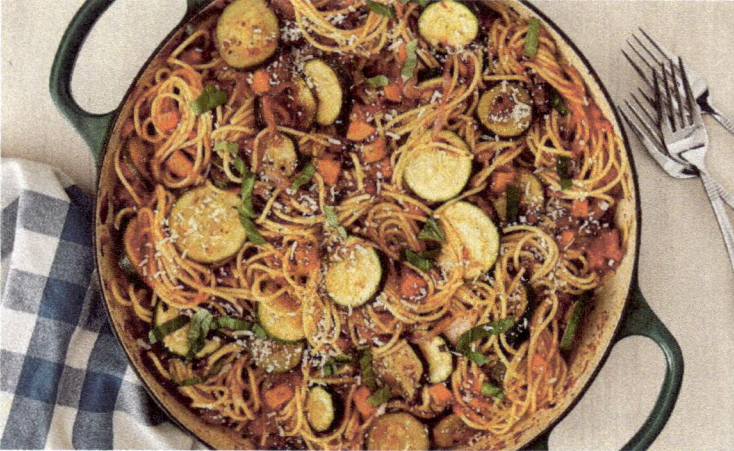

INGRÉDIENTS

- 1 tasse de chou-fleur cuit (15 minutes dans beaucoup d'eau avec une pincée de sel)
- 1 cuillère à café d'ail en poudre
- 1 cuillère à café de poudre d'oignon
- 1 cuillère à soupe pleine de levure de bière (remplaçable par de la levure nutritionnelle)
- 1 cuillère à soupe de jus de citron
- 1 cuillère à soupe de sauce soja
- Huile d'olive, sel, eau et origan pour décorer

PRÉPARATION

1. Mélangez dans le verre mixeur le chou-fleur, l'ail, l'oignon, la levure, le citron, la sauce soja, une pincée de sel, une cuillère à soupe d'huile d'olive et quelques cuillères à soupe d'eau.
2. Écrasez jusqu'à obtenir une sauce crémeuse et homogène, si vous en avez besoin versez un peu plus d'eau.
3. Servir chaud avec des spaghettis ou des nouilles

3. Recette de salade d'épinards

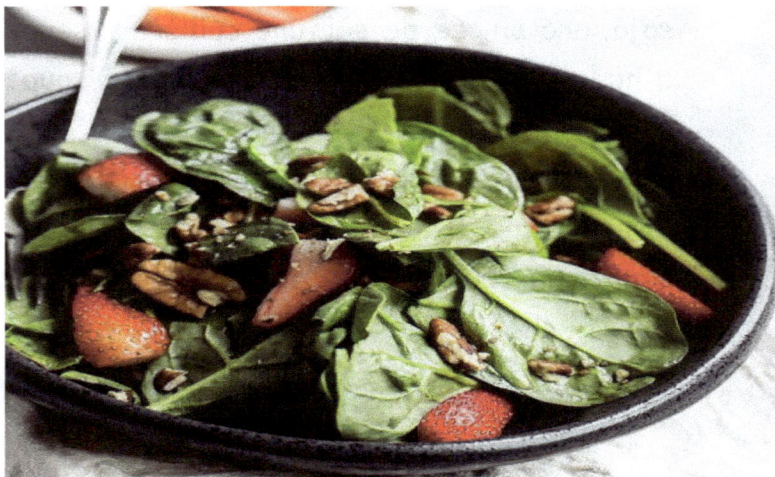

INGRÉDIENTS

- Petits épinards tendres
- Parmesan en flocons
- Noix de Noix
- Huile d'olive vierge extra
- Vinaigre de vin blanc ou vinaigre balsamique au goût
- Sel-poivre au goût

PRÉPARATION

1. Lavez très bien les épinards en changeant beaucoup d'eau, voire plusieurs fois.

2. Si vous voulez être plus détendue, dans le cas des femmes enceintes, après les avoir lavées, laissez-les dix minutes dans de l'eau à laquelle vous avez ajouté une cuillerée de bicarbonate de soude.
3. Ensuite, rincez-les et laissez-les égoutter et séchez-les avec un chiffon propre.
4. Mettez-les dans un bol et assaisonnez avec une vinaigrette préparée avec trois parties d'huile d'olive extra vierge et une de bon vinaigre de vin blanc.
5. Battez les deux liquides avec une fourchette et ajoutez du sel et du poivre au goût.

4. Recette de sandwich à la salade de thon

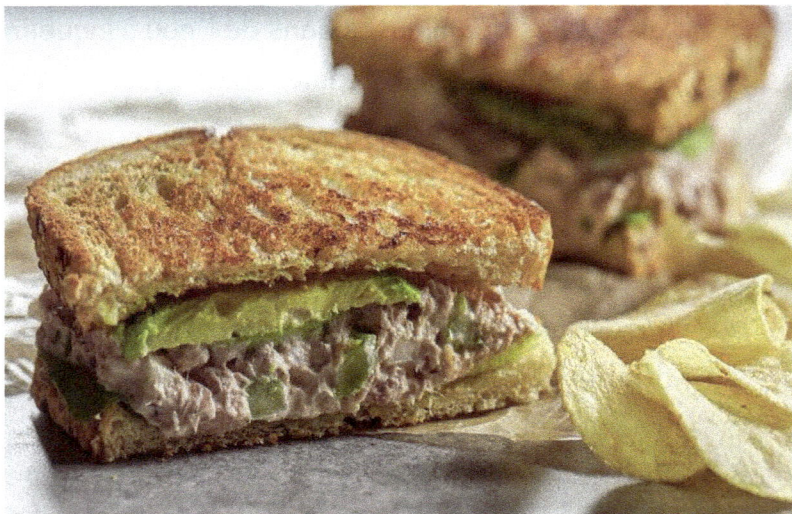

INGRÉDIENTS

- Cornichons marinés
- 2 Cipolla
- 1 poivre
- 1 céleri
- 1 Thon
- 200g Citron
- 2 cuillères à café de Mayonnaise
- 1 cuillère à soupe Sel au goût Poivre au goût
- Sauce Tabasco 1 ou 2 gouttes 8 tranches de sandwich
- Salade iceberg 4 feuilles

PRÉPARATION

1. Sandwich avec salade de thon couper les cornichons en cubes. Ensuite, épluchez l'oignon et coupez-le en fines tranches ou râpez-le. Ensuite, nettoyez le poivron et réduisez-le en très petits cubes. Enfin, nettoyez et hachez le céleri.
2. Sandwich à la salade de thon Sortez le thon de la boîte et laissez-le égoutter dans une passoire.
3. Dans un bol, émiettez-le à la fourchette et mélangez-le avec les légumes que vous avez préparés, le jus de citron et la mayonnaise.
4. Assaisonner de sel, poivre et Tabasco
5. Sandwich à la salade de thon Placer une feuille de salade sur chaque tranche de pancarré et étaler la salade de thon dessus. Poser une deuxième tranche de pain dessus et presser légèrement le sandwich.

5. Moussaka facile

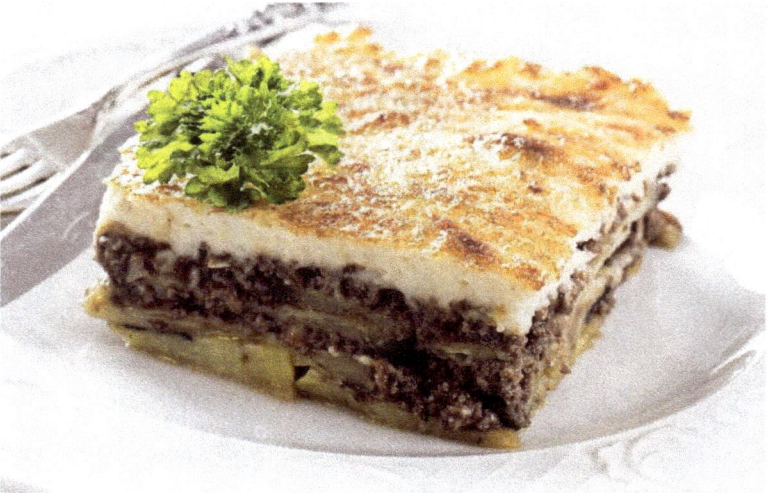

INGRÉDIENTS

- 4 aubergines.
- 300g de boeuf haché.
- 1 oignon.
- 1 gousse d'ail
- 1 cuillère à soupe de persil haché.
- 1 cuillère à soupe de concentré de tomate.
- 25 cl de sauce béchamel au fromage

PRÉPARATION

1. 1.Épluchez et coupez les aubergines en tranches. Saupoudrer de gros sel et laisser égoutter 30 minutes.

2. 2. Faites revenir la viande dans l'huile d'olive avec l'oignon et l'ail hachés, le persil, le sel et le poivre. Ajouter le concentré de tomate et cuire 30 minutes.
3. 3.Préchauffer le four à 210°C (thermostat 7).
4. 4.Rincez les aubergines et séchez-les soigneusement. Ensuite, disposez les aubergines et la viande en couches alternées dans un plat allant au four. Terminez par les aubergines, nappez de sauce béchamel au fromage et enfournez votre moussaka pendant 30 à 35 minutes jusqu'à ce que le dessus soit doré.

6. Salade d'Artichauts

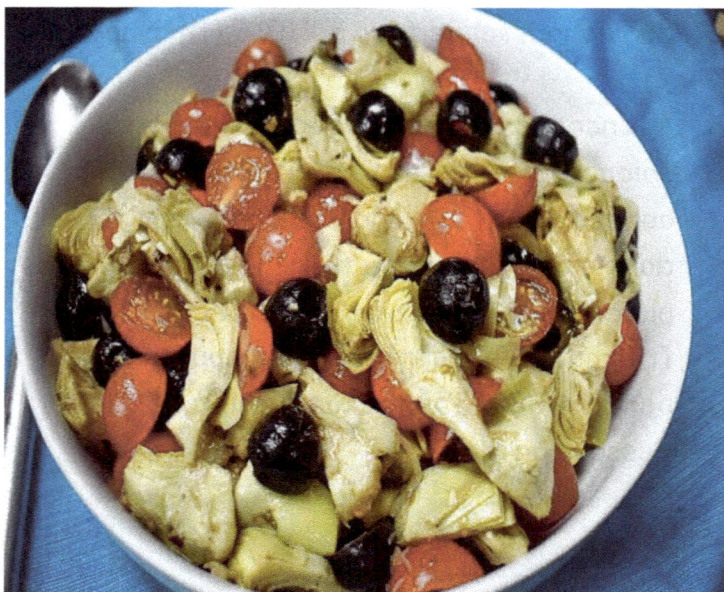

INGRÉDIENTS

- 300 gr de coeurs d'artichauts surgelés ou en conserve
- 100 gr de petits taquitos de jambon cru
- 100 gr de fromage frais
- Ciboulette hachée
- 6 ou 7 tomates séchées
- 50 gr tranché olives noires

- Huile d'olive extra vierge, acéto balsamique et sel
- De l'ail en poudre ou une petite gousse d'ail écrasée (sans le germe central)

PRÉPARATION

1. Si vous utilisez des artichauts en conserve ou en conserve, vous devez les rincer abondamment et les égoutter. Si vous les utilisez congelés, vous pouvez les faire cuire dans très peu d'eau avec du sel ou les cuire à la vapeur au micro-ondes en suivant les instructions sur l'emballage.

2. Selon la taille, ils sont coupés en deux ou laissés entiers, à votre convenance.

3. Une fois les artichauts tempérés, hachez les tomates séchées. S'ils sont conservés dans l'huile, vous pouvez utiliser une partie de cette huile pour assaisonner la salade.

4. Nous hachons également le reste des ingrédients. Découpé en tranchesolives, ciboulette hachée, fromage et jambon en taquitos

5. Nous mettons tous les ingrédients dans un bol.

6. Préparez la vinaigrette en mélangeant 3 parties d'huile avec une d'acéto balsamique et du sel, ajoutez de la poudre d'ail au goût et assaisonnez la salade. Il doit être soigneusement retiré pour que les artichauts ne se détériorent pas.
7. Laisser reposer au réfrigérateur au moins quelques heures avant de servir pour bien refroidir et bien intégrer et mélanger les saveurs.

7. Sandwich à la poitrine de dinde

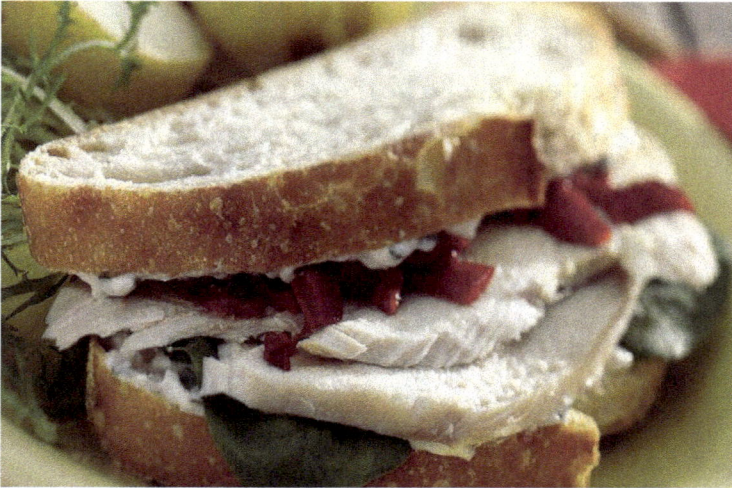

INGRÉDIENTS

- 2 cuillères à café d'huile d'olive

- 2 tasses d'oignon émincé
- 2 cuillères à soupe de sauce chili douce
- 2 cuillères à soupe de vinaigre balsamique
- $\frac{1}{2}$ (24 onces) de filet de poitrine de dinde à saveur de fumée
- 65 grammes de vinaigrette ranch faible en gras
- 4 petits pains croustillants, fendus et grillés
- 4 tranches de fromage suisse, coupées en deux
- $1\frac{1}{2}$ tasse de jeunes feuilles de roquette

Préparation

1. Dans une grande poêle, chauffer l'huile à feu moyen. Ajouter l'oignon et cuire 10 minutes ou jusqu'à ce qu'il soit doré et ramolli, en remuant de temps en temps. Ajouter la sauce chili et le vinaigre. Cuire 1 minute ou jusqu'à épaississement; mettre de côté.
2. Cuire le filet comme spécifié sur l'emballage. Faites toujours cuire la dinde jusqu'à ce qu'elle soit bien cuite, à 165 °F, tel que mesuré par un thermomètre à viande.

3. Étaler la vinaigrette ranch sur les petits pains. Ajouter le mélange d'oignons, le fromage, la dinde et la roquette.

8. Haricots Verts Italiens Et Fromage Avec Salade De Penne

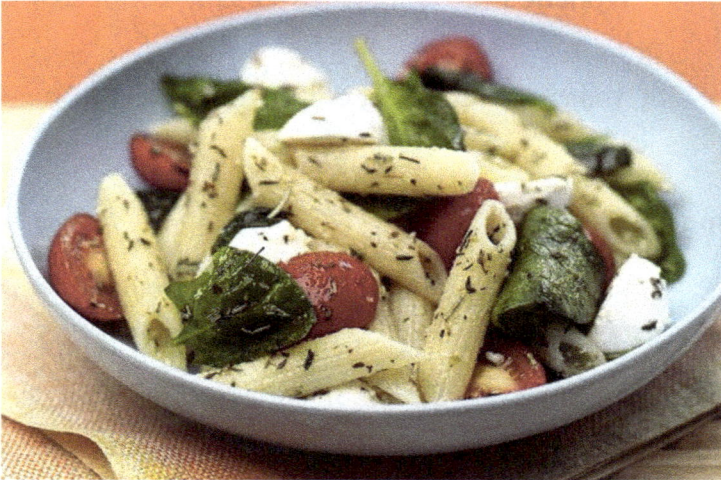

INGRÉDIENTS

- Pas de pâleur
- Fèves
- tomate cerise
- Fromage frais La Villita
- Huile d'olive ou végétale

- Le sel
- Poivre

PRÉPARATION

1. Eplucher les haricots et leur faire une petite fente pour qu'ils cuisent bien et ne restent pas durs, éplucher les no pales et les couper en lanières, on les met à bouillir dans suffisamment d'eau avec une pelure de tomate pour qu'ils ne soient pas des limaces.

2. En dehors de nous faire cuire les haricots jusqu'à ce qu'ils soient tendres, retirer l'eau et réserver.

3. Nous plaçons le no pales déjà cuit avec les haricots et les tomates dans une assiette, nous ajoutons de l'huile, du sel et du fromage frais La Villita.

9. Tranche de porc avec sauce aux poires et à l'érable

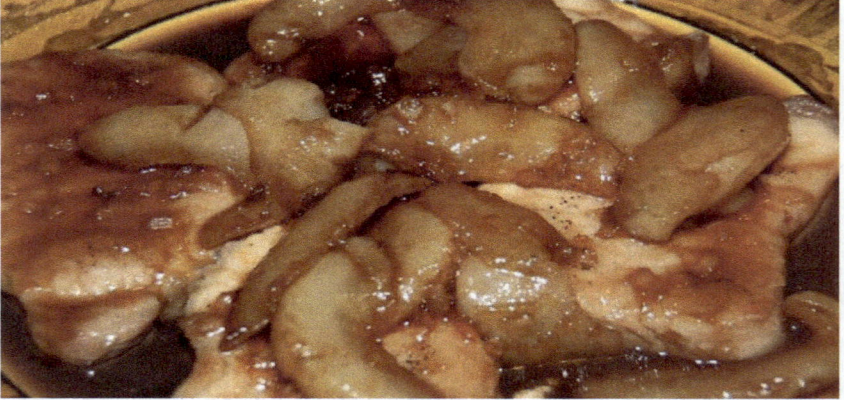

INGRÉDIENTS

- 1 Filet de porc coupé à 1,5 cm, 500 gr. à propos de
- 4 cuillères à soupe de moutarde
- 4-5 cuillères à soupe de Sciroppo D'Acero
- 1 cuillère à café de vinaigre de pomme
- 2 cuillères à soupe de beurre
- 2 cuillères à soupe d'huile
- 3 pommes rouges
- sel
- poivre

PRÉPARATION

1. Dans un bol mélanger la moutarde avec le sirop d'érable et le vinaigre de pomme;
2. Mettez la viande de filet de porc dans le bol, retournez et assurez-vous que toutes les tranches sont bien saupoudrées de marinade de moutarde et de sirop d'érable;
3. Laisser infuser la viande au réfrigérateur pendant au moins 3 heures.
4. Pelez les pommes et coupez-les en tranches; Dans une grande poêle faire fondre le beurre et l'huile, ajouter les tranches de pomme et les faire revenir à feu vif pendant quelques minutes;
5. Retirer les pommes de la poêle et réserver dans un plat chaud sans éteindre le feu;
6. Égoutter légèrement les tranches de porc et les placer dans la poêle; Cuire la viande environ 2-3 minutes de chaque côté; sel et poivre
7. Retirez la viande et placez-la dans les plats ou un plateau de service;
8. Laissez la sauce où vous avez fait mariner la viande dans la poêle pendant environ 30 secondes à 1 minute;

9. Servir la viande avec quelques tranches de pomme et une cuillère à soupe de marinade à côté, garnir d'un peu d'huile d'olive.

10. Recette de granola brun doré

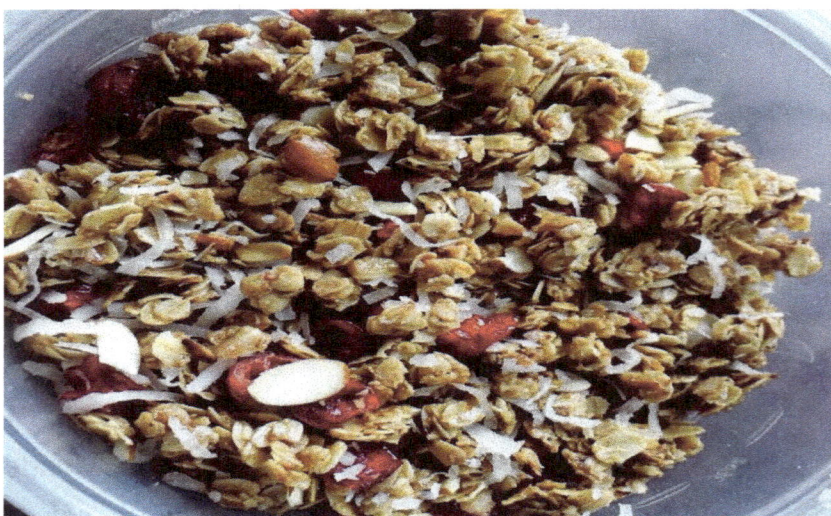

INGRÉDIENTS

- Avoine 110g
- Amandes 35 g
- Noix de Noix 35 g
- Noisettes 35 g
- Raisins secs 40 g
- Baies de Goji 20 g

- Miel Millefiori 50 g
- Eau 50g
- Huile de tournesol 25 g
- Sucre muscovado 1 cuillère à soupe

PRÉPARATION

1. Pour faire le granola, rincez d'abord les raisins secs et les baies de goji. Puis hachez grossièrement les noisettes, les amandes et les noix.

2. Procéder au sirop : dans une casserole verser le miel, l'eau, l'huile et le sucre

3. Faites cuire 10 minutes à feu moyen pour créer un sirop puis éteignez le feu et ajoutez les flocons d'avoine les fruits secs que vous avez hachés.

4. Les raisins secs bien égouttés et séchés et les baies de goji toujours très secs, Remuez avec une spatule ou une cuillère en bois pour mélanger.

5. Verser le mélange dans une plaque allant au four recouverte de papier sulfurisé. Étaler uniformément à la spatule, puis cuire dans un four statique préchauffé à 160° pendant 30 minutes sur la grille centrale du four.

6. Une fois la cuisson terminée, démoulez votre granola qui doit être bien doré et laissez refroidir au moins 30 minutes à température ambiante.

7. Après ce temps, le granola sera prêt, conservez-le dans un bocal en verre jusqu'à ce qu'il soit prêt à être consommé. Le granola se conserve jusqu'à 1 semaine dans un bocal en verre.

11. Recette de salade de thon

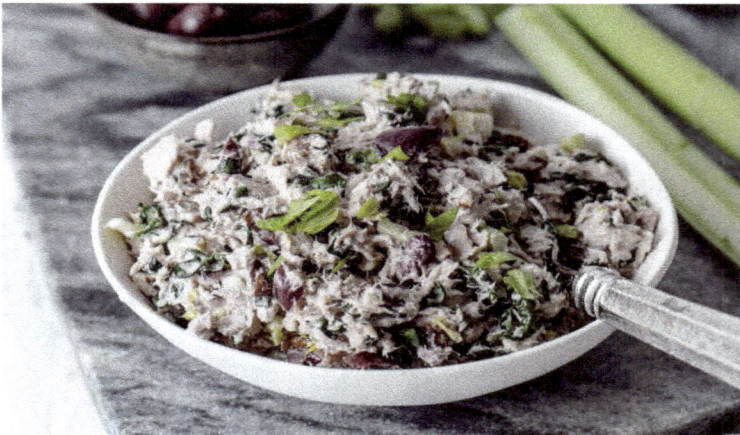

INGRÉDIENTS

- 2 boîtes de thon dans l'eau (198 - 7 oz)
- 1/4 oignon blanc ou violet
- 1-2 petites branches de céleri (facultatif)

- 1 tomate en carrés ou 13 tomates cerises
- 1/4 de paprika vert 1/4 de paprika vert
- 1 citron (jus)
- sel et poivre au goût
- huile d'olive

PRÉPARATION

1. Lavez les légumes. Lavez les légumes. Retirer les graines et la partie blanche des poivrons et des fibres de céleri
2. Couper l'oignon, le céleri et le paprika en carrés. Couper l'oignon, le céleri et le paprika en carrés.
3. Mettre dans un bol. Ajouter la tomate en carrés ou les tomates cerises en tranches et la coriandre hachée, mélanger.
4. Ajouter un peu d'huile d'olive, mettre un peu de sel et de poivre.
5. Ajouter le thon égoutté, remuer.
6. Ajouter le jus de citron et plus de sel et de poivre si nécessaire.
7. Servir sur des feuilles de laitue.

12. Recette de vinaigrette au yogourt sans gras

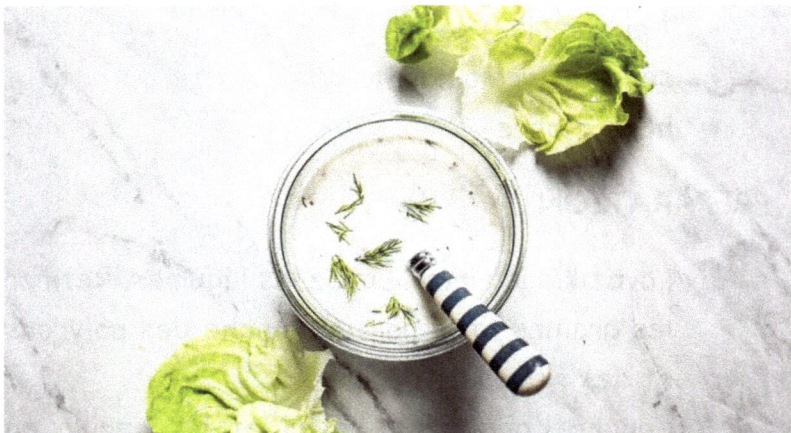

INGRÉDIENTS

- 200 g de yaourt grec (ou yaourt nature blanc, maigre ou de soja)
- 1 cuillère à soupe d'huile d'olive extra vierge
- 1 cuillère à soupe de jus de citron
- 1 cuillère à soupe de moutarde
- 1 cuillère à soupe de vinaigre (facultatif)
- Sel au goût Basilic (ou autres herbes aromatiques comme le persil ou la ciboulette)
- Poivre

PRÉPARATION

1. La préparation de la sauce au yaourt est très simple : versez le yaourt dans un bol.

2. Ajouter le basilic haché, le sel et le poivre et assaisonner avec le jus de citron, l'huile d'olive, la moutarde et le vinaigre.

3. Bien mélanger pour parfumer tous les ingrédients et réfrigérer au moins 30 minutes.

4. La sauce au yaourt est prête, parfaite pour accompagner des plats de viande (surtout du poulet) ou de poisson ou pour assaisonner de riches salades.

5. Noter

6. La sauce au yaourt peut être préparée à l'avance, en effet c'est conseillé car la sauce est aromatisée devenant beaucoup plus savoureuse.

7. Nous avons utilisé du basilic frais mais à sa place, vous pouvez utiliser d'autres types d'herbes aromatiques comme le persil, l'aneth, la ciboulette, etc.

8. Pour une version végétalienne de la sauce au yaourt, vous pouvez utiliser du yaourt de soja.

9. La sauce au yaourt se conserve au réfrigérateur jusqu'à 2-3 jours.

13. Yaourt Deli Aux Fraises

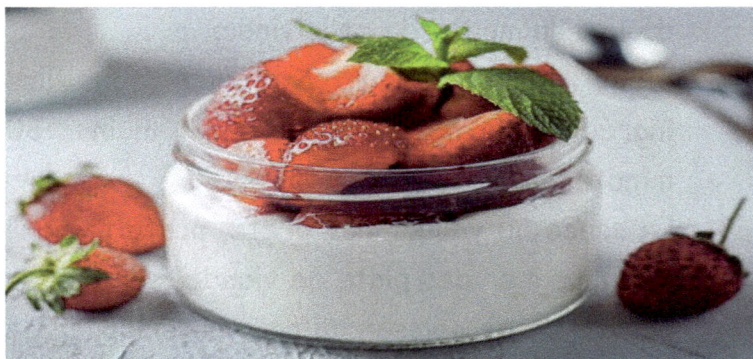

INGRÉDIENTS

Pour le remplissage des tasses

- 250 gr. Des fraises
- Pots 3 N Yogourt Stuffer
- 2 cuillères à soupe de miel d'acacia
- 1/2 cuillère à café de vanille extraite
- qb Marasquin
- 16 biscuits secs

Pour Coulis de Fraises

- 150 gr Fraises
- 50 gr de sucre
- 1/2 Citron
- Joint de coupelles
- qb Granella noisette

- qb Gouttes de chocolat

LES PRÉPARATIFS

1. Tout d'abord, préparez le coulis, retirez le pédoncule du fruit, lavez et coupez les fraises en deux.
2. Mettre dans une casserole et cuire 15 minutes jusqu'à ce qu'ils aient libéré toute leur eau.
3. Ajouter le sucre et un demi-citron en remuant continuellement pendant 5 minutes pour ne pas former de grumeaux.
4. Nous filtrons les fraises et laissons refroidir
5. Coupez le reste des fraises en tranches et laissez-les aromatiser au marasquin, en n'oubliant pas d'en garder quelques-unes pour la décoration finale.
6. Pendant ce temps, on prépare la mousse, on met le yaourt dans un bol, on ajoute le miel d'acacia et une demi cuillère à café d'extrait de vanille.
7. Bien mélanger avec la cuillère jusqu'à l'obtention d'une crème.
8. On assemble notre cuillère sucrée, on met un peu de coulis au fond du verre, puis une

cuillerée de yaourt, des fraises, 4 biscuits secs et on recouvre à nouveau avec la mousse.

9. Nous le garnissons de fraises tranchées, de noisettes hachées et de pépites de chocolat.

14. Poitrine de poulet aux tomates et pommes de terre frites

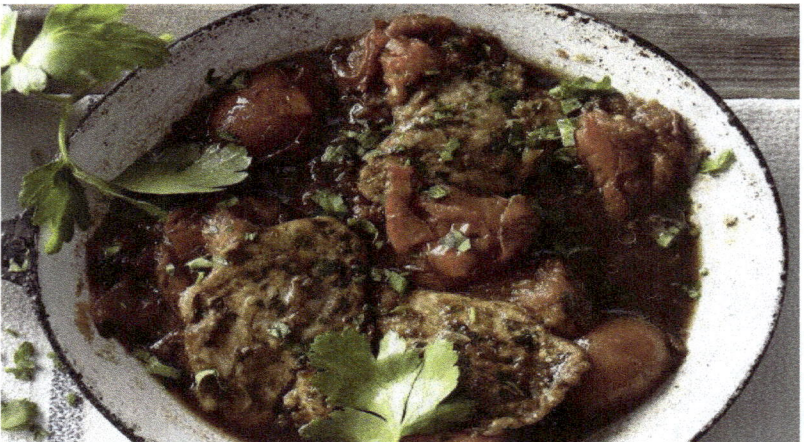

Ingrédients

- 300g de pommes de terre (alternativement cuites et épluchées de la veille)
- 3 tomates bifteck
- 20g de persil (1 botte)
- 50g de petits oignons (1 petit oignon)
- 320g de filet de poulet
- sel

- poivre
- 4 cuillères à soupe d'huile d'olive
- 200 ml de bouillon de volaille

Préparation

1. Faire bouillir les pommes de terre dans de l'eau bouillante pendant environ 15 à 20 minutes, puis les égoutter et les égoutter. Pendant ce temps, lavez les tomates, coupez-les en deux et pressez soigneusement les graines. Ensuite, lavez le persil, secouez-le et hachez-le. Enfin, épluchez les oignons et coupez-les en petits morceaux.

2. Rincez le filet de poitrine de poulet, essuyez-le et coupez-le en fines tranches en biais.

3. Placer les tranches entre 2 films étirables, aplatir avec une poêle à fond épais ou un attendrisseur à viande pour faire des petites escalopes, assaisonner de sel et de poivre.

4. Faites chauffer une poêle et faites sauter les moitiés de tomates sur la surface coupée sans matière grasse à feu vif puis retirez-les. Ajouter 2 cuillères à soupe d'huile dans la poêle et chauffer. Faire frire les escalopes de poulet de chaque côté pendant 2-3 minutes à feu moyen et retirer. Mettre l'oignon et les

tomates dans la poêle et faire revenir 1 minute.

5. Ensuite, épluchez et coupez les pommes de terre. Faites chauffer le reste de l'huile dans une seconde poêle et faites sauter les pommes de terre de tous les côtés à feu moyen pendant environ 5 minutes et assaisonnez de sel et de poivre.

6. Hacher les tomates, ajouter le bouillon et cuire 2-3 minutes. Faire chauffer brièvement les escalopes de persil dans la poêle, saler et poivrer. Servir avec les pommes de terre.

15. Gruau à l'érable avec pruneaux et prunes

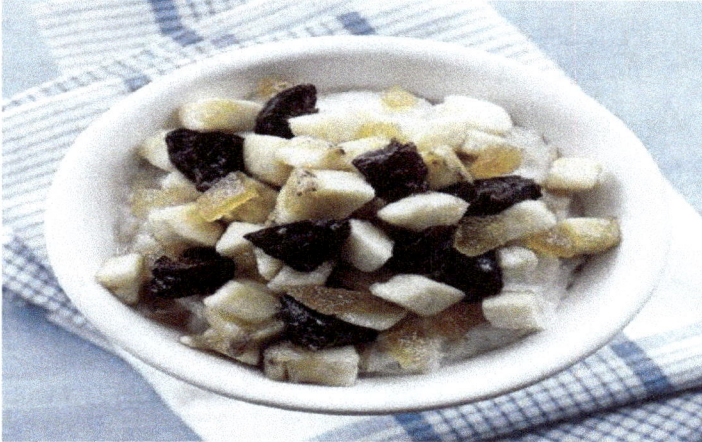

INGRÉDIENTS

- 3 tasses de lait sans gras
- 3 tasses d'avoine à l'ancienne, non cuite
- $\frac{1}{2}$ tasse de cidre ou de jus de pomme
- 4 petites prunes, épépinées et coupées en dés
- 1 tasse de pruneaux séchés en dés
- 3 cuillères à soupe de sirop d'érable pur
- $\frac{1}{4}$ cuillère à café de cannelle moulue

PRÉPARATION

1. Porter le lait à ébullition dans une casserole moyenne
2. Incorporer les flocons d'avoine et laisser mijoter 5 à 8 minutes ou jusqu'à

épaississement, en remuant de temps en temps.

3. Incorporer le cidre de pomme, puis les prunes, les pruneaux et le sirop; chauffer à travers.

4. Transférer dans des bols de service; garnir de cannelle.

16. Salade de lentilles et feta grecque

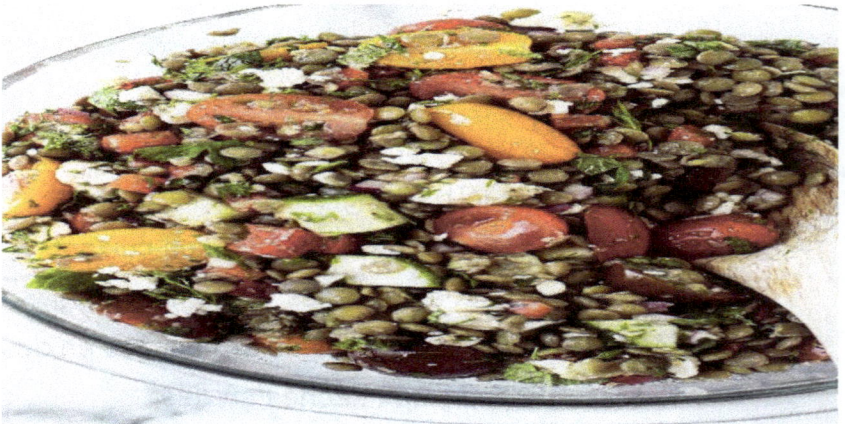

INGRÉDIENTS

- 250 g de lentilles
- 150 g de feta grecque
- 1 oignon de printemps frais
- 3 tomates fermes
- 1 coeur de céleri
- Céleri, carotte et oignon

- Huile d'olive vierge extra
- Le jus d'un demi citron
- Le sel
- Poivre noir fraichement moulu
- Ciboulette fraîche

PRÉPARATION

1. Cuire les lentilles en les recouvrant abondamment d'eau froide aromatisée d'une demi-tranche de céleri, d'une demi-carotte et d'un demi-oignon. Envisagez une vingtaine de minutes de cuisson dès l'ébullition.
2. Sel dans les 10 dernières minutes
3. Egouttez les lentilles et passez-les sous le jet d'eau froide pour arrêter complètement la cuisson. mettez de côté.
4. Couper les tomates et la feta en morceaux pas trop gros; trancher l'oignon frais. Faites réduire le cœur de céleri en petits cubes.
5. Si vous utilisez les côtes, jetez la partie la plus verte et, si nécessaire, retirez le dos avec un petit couteau pour enlever les parties les plus filandreuses. Très ennuyeux, vous le trouverez dans votre bouche en ce moment.
6. Transférer les lentilles dans un grand bol et ajouter la ciboule, le céleri et les tomates.

7. Préparez une émulsion d'assaisonnement rapide en battant l'huile d'olive extra vierge, le jus de citron, le sel et le poivre dans un bol.
8. Assaisonner les lentilles et bien mélanger pour bien mélanger le tout.
9. Complétez avec de la ciboulette hachée ou les herbes que vous préférez.

17. Recette de spag et thon à la sicilienne

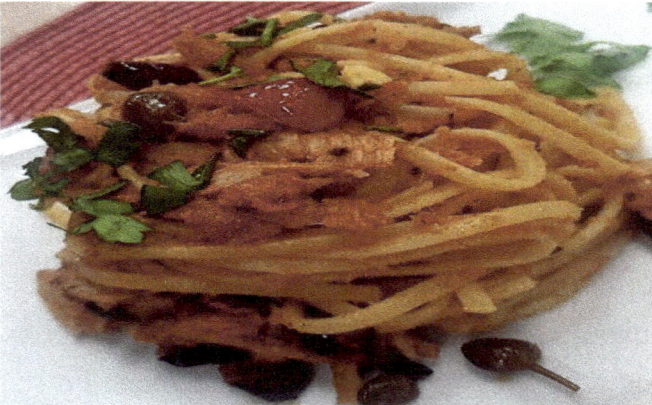

INGRÉDIENTS

- 300 grammes de thon rouge en une seule tranche
- 320 grammes de pâtes courtes
- 15 petites tomates Piccadilly ou Pachino
- une gousse d'ail
- olives vertes ou noires en saumure, au besoin

- câpres vente sotto, au besoin
- persil frais, au besoin
- un morceau de piment
- huile d'olive extra vierge, au besoin
- sel et poivre, au besoin

PRÉPARATION

1. Les pâtes à l'éoline au thon sont très simples à préparer : vous pouvez faire cuire la sauce pendant que l'eau des pâtes bout.
2. Pour la sauce au thon à l'éoline :
3. laver les câpres pour les dessaler. Dénoyautez les olives et coupez-les en tranches.
4. Lavez les tomates et coupez-les en deux (laissez quelqu'un entier pour un jeu de textures et de formes).
5. Hacher finement l'ail (si vous préférez, vous pouvez le laisser entier et le retirer une fois doré) et le faire revenir dans une poêle avec de l'huile d'olive extra vierge avec un morceau de poivron rouge.
6. Ajouter les tomates et faire sauter à feu vif pendant quelques minutes, jusqu'à ce que la peau des tomates soit légèrement froissée.
7. Ajouter les câpres, les olives et le piment : saler (pas trop car les olives et les câpres

sont salées) et cuire quelques minutes : la sauce doit garder un goût frais.

8. Couper le thon en petits morceaux et hacher finement le persil : à feu vif, ajouter le thon et la moitié du persil haché à la sauce et cuire encore 2 minutes, toujours à feu vif. Le thon doit rester rosé à l'intérieur.

9. Faites bouillir les pâtes dans une grande quantité d'eau salée et égouttez-les al dente en laissant de côté un peu d'eau de cuisson : faites sauter les pâtes à la poêle avec la sauce au thon éolienne, en ajoutant un peu d'eau de cuisson si nécessaire.

10. Ajouter le reste du persil haché et servir les pâtes au thon éoliennes immédiatement

18. Recette d'endives à la menthe et de pommes de terre

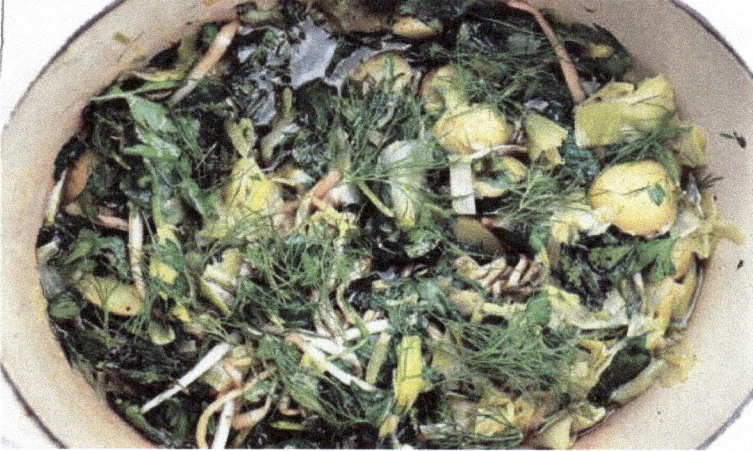

INGRÉDIENTS

- 600 g de pommes de terre soucoupes
- Une tasse de lanières de poivrons grillés (rouges, verts ou mélangés)
- Un oignon de Figueras ou blanc (doux)
- 60 g d'olives noires d'Aragon (ou Kalamata)
- 4 endives rôties
- 150g de saumon fumé
- 5 cuillères à soupe d'huile d'olive extra vierge
- 2 cuillères à soupe (plus un supplément pour faire mariner l'oignon) de vinaigre de cidre de pomme ou de jus de citron

- Une cuillère à café de moutarde de Dijon (facultatif)
- Poudre de chili doux ou paprika (facultatif)

PRÉPARATION

1. Préparez une vinaigrette avec de l'huile d'olive, du sel, du poivre, du vinaigre ou du jus de citron et de la moutarde.
2. Faites bouillir les pommes de terre bien lavées mais non épluchées, laissez-les refroidir et coupez-les. Le temps varie selon leur taille : s'ils sont très petits, comme ceux que j'ai utilisés, ils le seront en dix minutes et n'auront besoin que d'une coupe en deux.
3. S'ils sont un peu plus gros, ils peuvent en prendre jusqu'à 20 et ont besoin de quelques coupes supplémentaires pour atteindre la taille de la bouchée. Mélanger avec la moitié de la vinaigrette encore chaude, pour qu'ils reprennent bien la saveur.
4. Épluchez l'oignon, coupez-le en fines lamelles et trempez-le dans du jus de citron ou du vinaigre de cidre de pomme et un peu de sel. Laissez reposer pour perdre un peu de force.
5. Durée approximative : 10 minutes.

6. Assembler la salade en mettant les pommes de terre assaisonnées au fond de l'assiette, les poivrons et les endives dessus, le saumon et les olives et finir de dresser avec le reste de la vinaigrette.

7. Garnir d'un peu de piment ou de paprika (si désiré) et servir à température ambiante.

19. Soupe de maïs épicée aux haricots noirs

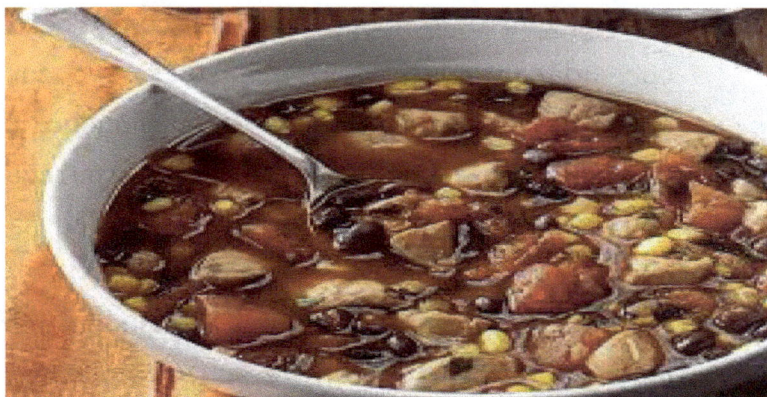

INGRÉDIENTS

- 577 calories par portion
- Panicules précuites 2 kg
- Poireaux propres 140 g
- Carottes 120g
- Bouillon de légumes 1,5 l

- Poivre noir au goût
- Sel au goût
- Huile d'olive extra vierge au goût

Pour les croûtons

- Pain maison 4 tranches
- Paprika épicé 5 g
- Huile d'olive extra vierge au goût
- Sel au goût

PRÉPARATION

1. Pour préparer la soupe de maïs, commencez par décortiquer les panicules vapeur précuites : placez-les sur une planche à découper et tranchez-les avec un couteau pour le sens de la longueur sinon vous pouvez aussi les décortiquer avec les mains.
2. Continuez de nettoyer et de couper les légumes qui composeront le sauté : épluchez les carottes avec un épluche-pommes de terre, réduisez-les en fins bâtonnets, et enfin coupez en dés.
3. Ensuite, placez le poireau sur une planche à découper, retirez les deux extrémités (4-5) puis coupez-le en tranches.

4. Transférer les carottes en dés 7 et le poireau en rond 8 dans une grande casserole à bords hauts, saupoudrer d'un filet d'huile d'olive extra vierge et faire revenir à feu moyen pendant quelques minutes.

5. Lorsque les légumes de la sauce sont bien dorés, ajoutez les grains de maïs et laissez cuire 5 à 6 minutes à feu doux.

6. Puis saler et poivrer au goût ajouter le bouillon de légumes pour couvrir le mélange et cuire environ 35 minutes. Pour savoir comment préparer au mieux un bouillon de légumes, consultez l'École de cuisine : bouillon de légumes .

7. Remuez de temps en temps et lorsque le mélange a ramolli et absorbé une partie du bouillon, placez le mélangeur à immersion dans la casserole et mélangez jusqu'à ce que le mélange soit épais et lisse en ajoutant du bouillon si nécessaire.

8. Cuire environ 5 minutes et enfin éteindre le feu.

9. Pendant ce temps préparez les croûtons pour accompagner la soupe de maïs : coupez 4 tranches de pain de blé dur et placez-les sur une plaque allant au four recouverte de papier

sulfurisé, puis versez un filet d'huile d'olive extra vierge sur chaque tranche.

10. Salez ensuite au goût et saupoudrez chaque tranche de poudre de paprika piquant une fois les tranches de pain assaisonnées, enfournez au four statique préchauffé à 250° pendant 5 minutes en mode grill, jusqu'à ce qu'elles soient légèrement grillées et croustillantes.

11. Si vous utilisez le four ventilé, faites cuire à 240° pendant 2 minutes et demie en mode grill.

12. Au bout de ce temps, sortez le tout du four et laissez refroidir les tranches de pain sur une grille, puis placez-les sur une planche à découper et coupez-les en deux dans le sens de la longueur, en formant des bâtonnets ou des cubes.

13. Servez la soupe de maïs et accompagnez-la de croûtons.

14. Saupoudrez le tout d'une pincée de poivre et terminez en versant un peu d'huile d'olive, il ne vous reste plus qu'à servir.

20. Salade fraîche épicée à l'orange et au concombre

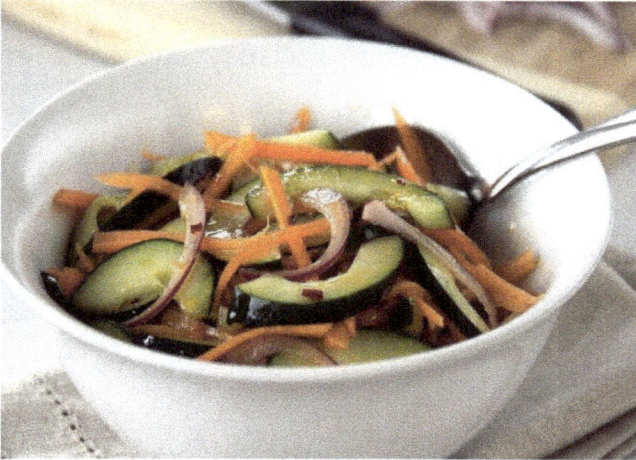

INGRÉDIENTS

- 1 tête de laitue
- 2 oranges
- 2 pommes
- 10 tomates cerises
- 1 poignée d'olives noires
- Huile d'olive extra vierge au goût
- Sel au goût

PRÉPARATION

1. Lavez et séchez bien la salade, ouvrez la tête et placez les feuilles dans un saladier.

2. Pelez les oranges et coupez-les en quartiers assez petits.
3. Retirez la peau et le trognon des pommes et coupez-les en fines tranches.
4. Prenez les tomates cerises, lavez-les et coupez-les en deux.
5. Ajouter tous les ingrédients pour faire la salade, assaisonner avec de l'huile et assaisonner avec du sel. Laissez reposer une dizaine de minutes au réfrigérateur et servez froid.

Recette de poulet mexicain aux olives et aux raisins secs

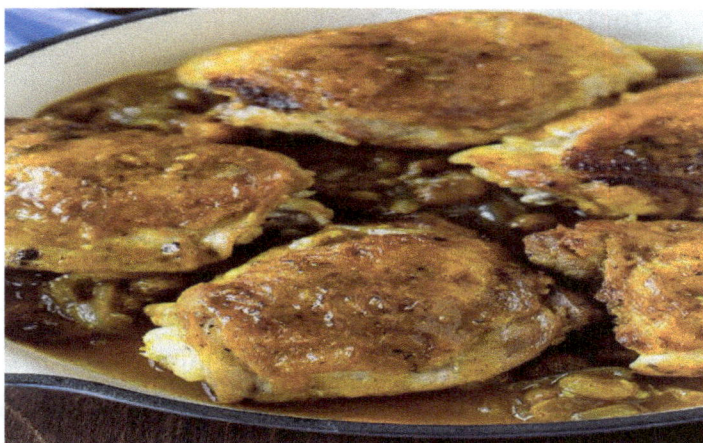

INGRÉDIENTS

- 500 g de blanc de poulet
- 2 cuillères à soupe d'huile d'olive extra vierge
- une gousse d'ail finement hachée
- une cuillère à soupe de jus de citron
- une cuillère de zeste de citron râpé
- une cuillère à café de piment ou piment, en poudre
- une cuillère à café de poivre noir
- une cuillère à café de sel
- une cuillère à café d'origan
- un poivron rouge

- un poivron jaune
- un oignon moyen
- persil haché
- 8 tortillas

PRÉPARATION

1. Pour préparer des Fajitas et des tortillas au poulet rincez d'abord le blanc de poulet, nettoyez-le en enlevant le cartilage et les os s'il y en a, puis coupez-le en lanières de 3-4 cm de long et d'un demi-cm de large.
2. Récupérez les morceaux de poulet dans un sac à fermeture éclair, ajoutez les épices (piment ou piment, poivre, origan), ajoutez le sel, l'ail haché, le jus et le zeste de citron, et une cuillère d'huile.
3. Fermez le sac, secouez et massez la viande pour bien la couvrir, puis laissez mariner pendant une demi-heure.
4. Pendant ce temps, lavez les poivrons, retirez la tige et les graines et les filaments internes puis coupez-les en lanières.
5. Emincer l'oignon et laisser mijoter dans une poêle antiadhésive avec la cuillère à soupe d'huile restante et un demi-verre d'eau.

6. Ajouter les poivrons et les morceaux de poulet, récupérer la saumure et l'ajouter dans la poêle. Cuire une dizaine de minutes en remuant doucement et, lorsque le poulet est tendre si on le pique avec une fourchette, éteignez le feu.
7. Ajouter une pincée de persil frais haché.
8. Servir les fajitas au poulet immédiatement sur la table.

22. Recette de crêpes aux baies bleues et au lever du soleil

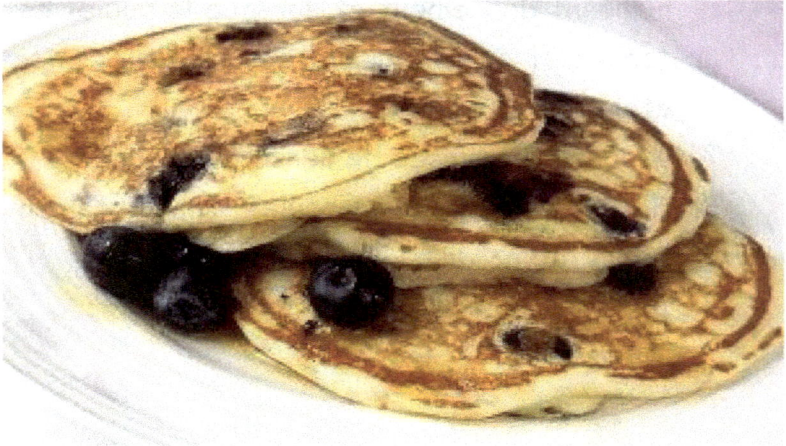

INGRÉDIENTS

- 200g de farine
- 50g de sucre glace vanillé
- 1 pincée de sel
- 8 g de levure chimique
- 2 oeufs
- 180 g de lait entier
- 25 g de beurre fondu tiède
- 125 g de myrtilles fraîches
- 1 cuillère à soupe d'huile d'arachide pour graisser la poêle

PRÉPARATION

1. Mettez la farine, le sucre glace, le sel et la levure dans un bol, tamisez le tout.
2. Dans un autre bol, battre les œufs à la fourchette, ajouter le lait et le beurre, puis bien mélanger.
3. Ajouter les liquides aux poudres et battre rapidement le mélange avec un fouet. Ajoutez ensuite les myrtilles en remuant doucement pour ne pas les casser.
4. Les crêpes comme les muffins doivent être mélangées rapidement et non, la pâte sera crémeuse et pas trop lisse, c'est bien !
5. Graisser légèrement une poêle avec de l'huile d'arachide (j'utilise une feuille de papier absorbant pour absorber l'excédent) et la chauffer.
6. Versez une louche de pâte, étalez-la avec le dos d'une cuillère ou en faisant tourner la poêle et faites-la cuire quelques minutes à feu doux, lorsque des bulles se forment à la surface il est temps de retourner la crêpe et de la cuire sur le l'autre côté jusqu'à ce qu'il soit doré.
7. Continuez ainsi jusqu'à épuisement du composé. Ensuite, vos crêpes aux myrtilles sont prêtes; il ne vous reste plus qu'à les

déguster avec une noix de beurre et du sirop d'érable.

23. Ananas et côtelettes avec salade de chou chili

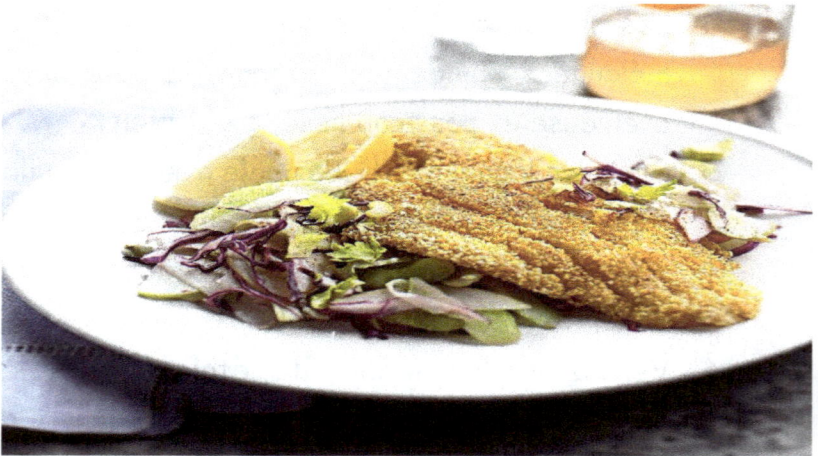

INGRÉDIENTS

- Sardines
- 12Ail en tranches
- 2Câpres 241
- tasse de sauce tomate
- Huile d'olive vierge extra

- 3 cuillères à soupe de piments
- 1 pièce Sel au goût

PRÉPARATION

1. Nettoyez les sardines puis lavez-les bien à l'eau pour éliminer l'excès de sel. à ce stade, retirez l'épine centrale avec la queue.
2. En gardant les sardines à moitié ouvertes, placez une câpre dans chaque filet, puis roulez-les et disposez-les dans un plat de service.
3. Dans une casserole, faire revenir l'ail et le piment hachés dans l'huile d'olive en prenant soin de ne pas trop les faire frire et d'éviter de les brûler.
4. Ajoutez la sauce tomate, salez, n'en faites pas trop et laissez cuire une vingtaine de minutes.
5. Passé ce temps, versez la sauce sur les filets de sardines et laissez le tout refroidir un peu avant de servir.

24. Sauté De Poulet Et Tofu

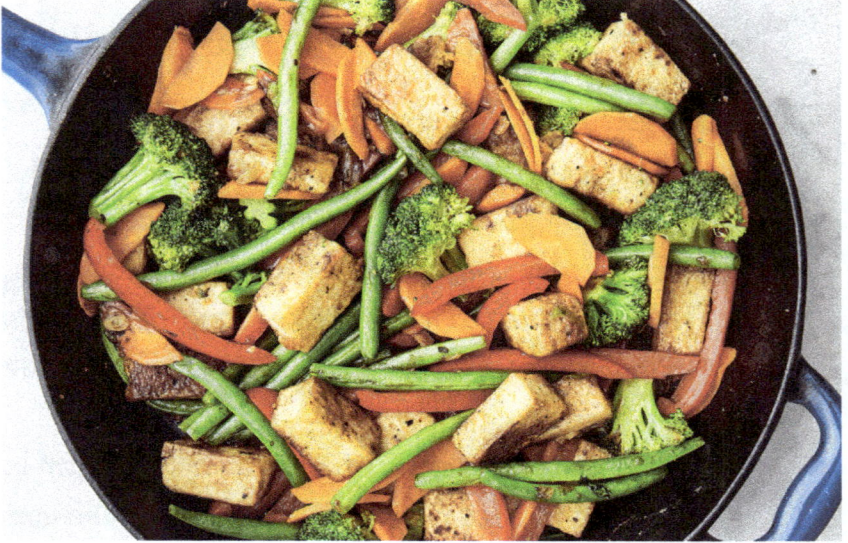

INGRÉDIENTS

Sauce Sésame Et Chili

- $\frac{1}{2}$ tasse de beurre d'arachide
- 65 grammes d'huile de sésame
- 65 grammes de sauce soja faible en sodium
- $\frac{1}{4}$ tasse de vinaigre de riz
- 2 cuillères à soupe de pâte de piment (comme sambal oelek)
- 2 cuillères à soupe de sucre
- 1 gousse d'ail émincé
- 1 pomme de gingembre frais, pelé et râpé

Spirales de citrouille et de tofu

- 12 onces de tofu
- 5 citrouilles râpées (spirales ou zoodles)
- graines de sésame
- Ciboulette hachée

PRÉPARATION

1. Pour la sauce au sésame
2. Mettre tous les ingrédients de la sauce dans un bocal et mélanger. Réfrigérer au moins 2 heures.
3. Pour le tofu
4. Retirez l'excès d'humidité du tofu et coupez-le en morceaux pas si petits. Faites chauffer de l'huile dans une poêle et ajoutez le tofu; remuer jusqu'à ce qu'il soit doré.
5. Ajouter $\frac{1}{2}$ tasse de sauce et laisser mijoter jusqu'à ce que la sauce commence à s'évaporer. Déplacez-vous doucement pour éviter de coller.
6. Mélanger avec le zeste (spirale ou zoodles) de citrouille et mélanger avec $\frac{1}{4}$ tasse de sauce par portion. Garnir de tofu, de graines de sésame et de ciboulette hachée.

25. Rouleaux de poivrons grillés

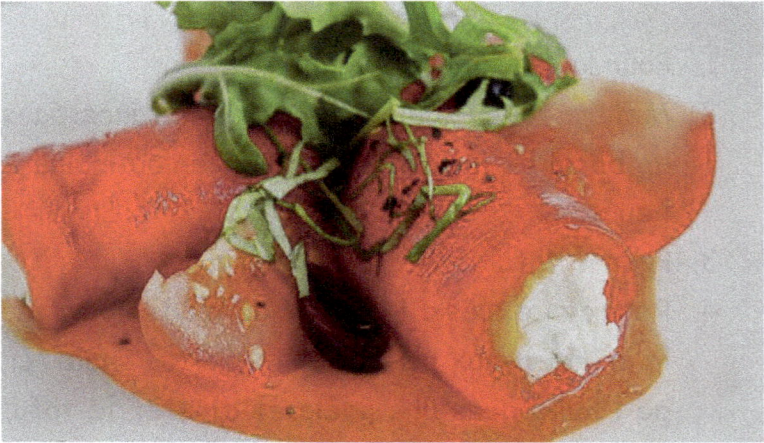

INGRÉDIENTS

- 4 tortillas à la farine
- 200 grammes poivron rouge rôti
- 85 grammes fromage de chèvre
- 170 gr. de guacamole
- 1/4 cuillère à café de poivre fraîchement moulu
- Garniture : Basilic frais

PRÉPARATION

1. Égoutter les poivrons rôtis et les sécher avec du papier absorbant, les couper en gros morceaux.
2. Étalez uniformément la tortilla avec le fromage, étalez le guacamole uniformément sur le fromage et saupoudrez de poivre moulu.
3. Rouler et presser les bords pour sceller. Couper chaque rouleau en 6 tranches et garnir de brins de basilic frais.

26. Salade d'épinards à la framboise et aux canneberges

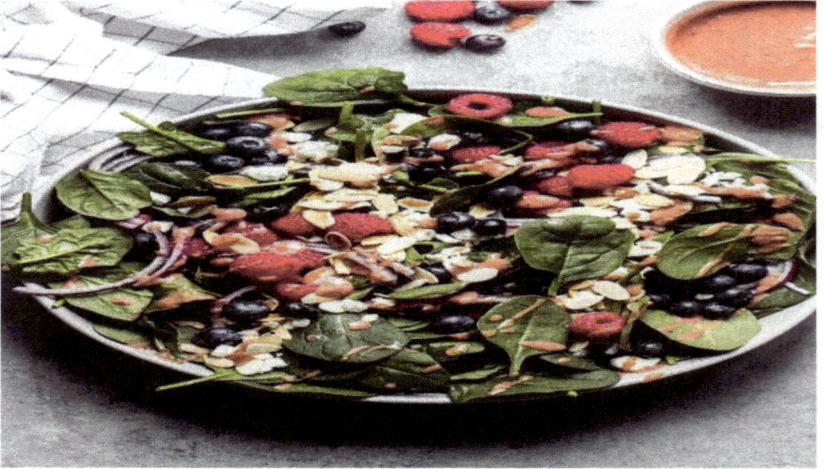

Ingrédients

- 5 onces d'épinards, bien lavés
- ½ oignon rouge, tranché, trempé dans l'eau froide et égoutté
- 1½ tasse de framboises, lavées
- ½ tasse de gorgonzola ou de fromage bleu râpé
- 1 tasse de noix caramélisées au miel
- 2 cuillères à soupe de vinaigre de framboise
- 3 cuillères à soupe d'huile d'olive
- Sel et poivre au goût

Préparation

1. Mettez les épinards, les tranches d'oignon, les framboises, le gorgonzola et les noix caramélisées dans un saladier.
2. Dans un petit bol, mélanger le vinaigre de framboise, l'huile d'olive, le sel et le poivre et bien mélanger.
3. Ajouter la vinaigrette aux framboises à la salade et bien mélanger.
4. Sers immédiatement.

27. Recette de Pops au yogourt aux baies

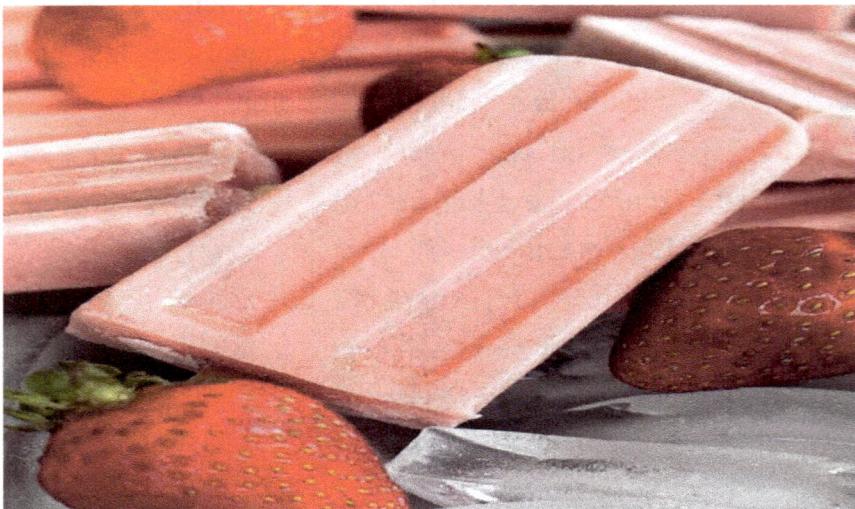

INGRÉDIENTS

- 10 gobelets en plastique ou en papier (3 onces chacun)
- 2-3 pots de yaourt grec râpé
- 1 tasse de baies fraîches mélangées
- 1/4 tasse d'eau
- 2 cuillères à soupe de sucre
- 10 bâtonnets de bois pop

PRÉPARATION

1. Remplissez chaque tasse avec environ 1/4 tasse de yogourt.

2. Mettez les baies, l'eau et le sucre dans un robot culinaire; impulsion jusqu'à ce que les baies soient finement hachées.
3. Cuillère 1-1 / 2 cuillères à soupe de mélange de baies dans chaque tasse
4. Mélanger délicatement avec un bâtonnet.
5. Garnir les tasses d'un drap ; insérez le bâtonnet pop à travers le papier d'aluminium.
6. Congelez jusqu'à ce qu'il s'arrête.

28. Soupe aux poireaux et aux fleurs d'Andcauli

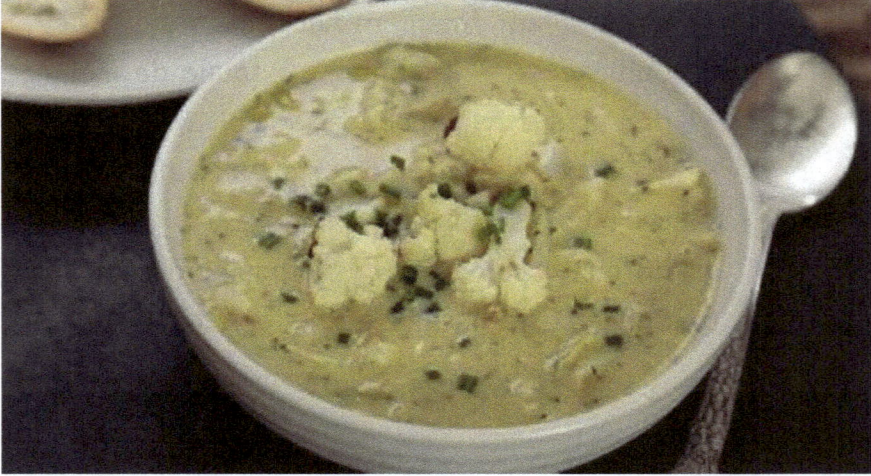

INGRÉDIENTS

- 1 cuillère à soupe d'huile d'olive 2 pores
- 1 carotte tranchée,
- Trancher 1 oignon,
- Trancher 1 chou-fleur
- Couper en brindilles
- 100 millilitres de vin blanc 1 pomme de terre moyenne
- épluché et tranché 1 cuillère à café de thym frais
- 700 millilitres de bouillon de poulet
- Sel et poivre

PRÉPARATION

1. Faites chauffer l'huile d'olive dans une casserole à feu moyen. Ajouter les pores, la carotte et l'oignon. Mélanger pour recouvrir le tout d'huile, couvrir et laisser suer jusqu'à ce qu'il soit tendre, environ 5 minutes.

2. Ajouter le chou-fleur et remuer. Augmentez le feu, ajoutez le vin et faites bouillir pendant 1 ou 2 minutes pour évaporer l'alcool.

3. Ajouter la pomme de terre, le thym et suffisamment de bouillon de poulet pour couvrir les légumes (vous pouvez également utiliser de l'eau et de la poudre de bouillon de poulet). Laisser bouillir, couvrir à nouveau et réduire le feu à doux; Cuire jusqu'à ce que la pomme de terre soit tendre.

4. Broyez la soupe avec un mélangeur à main ou laissez-la refroidir légèrement et mixez-la en petites portions à l'intérieur du mélangeur.

5. Assaisonnez avec du sel et du poivre. Si vous voulez qu'il soit moins épais, ajoutez plus de bouillon de poulet.

29. crevette à la noix de coco

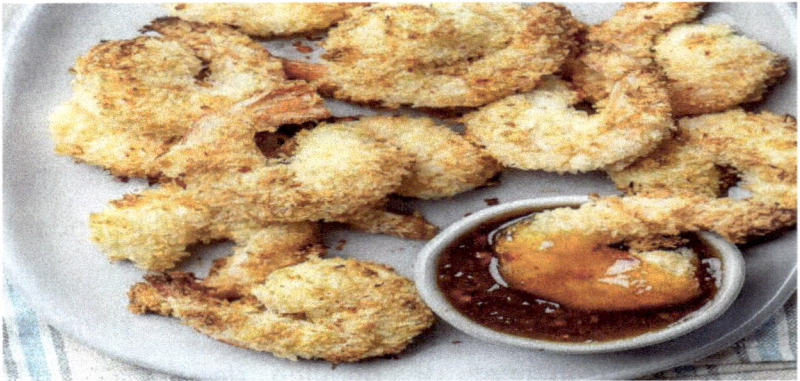

INGRÉDIENTS

- $\frac{1}{2}$ tasse de farine
- 2/3 tasse de bière
- $1\frac{1}{2}$ cuillères à café de levure chimique
- $\frac{1}{4}$ tasse de farine
- 2 tasses de noix de coco râpée
- 24 crevettes
- 3 tasses d'huile de friture

PRÉPARATION

1. Dans un bol moyen, mélanger l'œuf, $\frac{1}{2}$ tasse de farine, la bière et la poudre à pâte. Placer $\frac{1}{4}$ tasse de farine dans un bol et un autre bol à part mettre la noix de coco râpée.

2. Saisissez les crevettes par la queue et passez-les dans le bol avec la farine, secouez l'excédent. Trempez-les dans le mélange de bière, secouez l'excédent.

3. Passer ensuite les crevettes dans la noix de coco et les déposer sur une plaque allant au four recouverte de papier ciré.

4. Réfrigérer pendant 30 minutes. Pendant ce temps, faites chauffer l'huile à 175°C dans une friteuse (ou une poêle profonde).

5. Faire frire les crevettes 2 à 3 minutes ou jusqu'à ce qu'elles soient dorées, en les retournant une fois. Avec une pince à épiler, sortez les crevettes. Placez-les sur du papier absorbant pour égoutter l'excès d'huile.

6. Servir chaud avec votre sauce

Saumon Asiatique

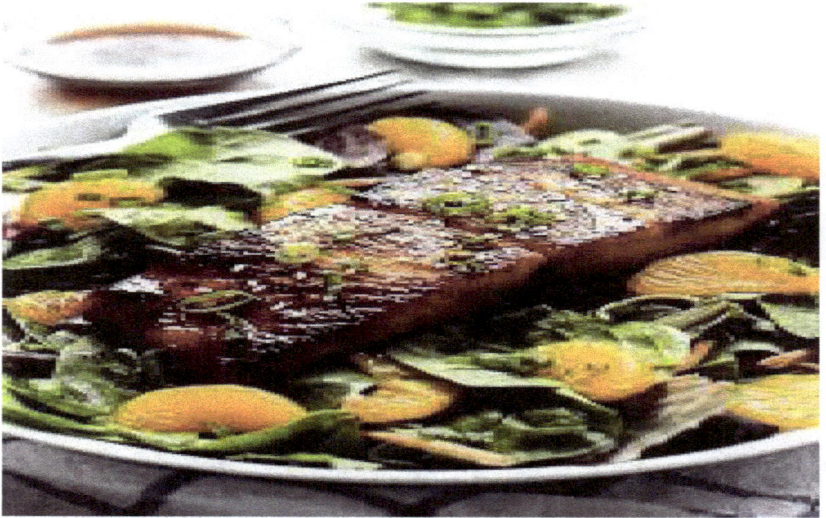

INGRÉDIENTS

- 2/3 tasse de marinade et sauce teriyaki
- 1/4 tasse de confiture d'abricots
- 1/4 tasse d'eau
- deux cuillères à soupe d'huile de sésame ou de canola
- 4 cuillères à café de gingembre râpé
- deux cuillères à café de moutarde de Dijon
- 4 gousses d'ail moyennes, finement hachées (2 1/2 cuillères à café)
- 3 lb de filets de saumon

- deux oignons verts de taille moyenne, tranchés finement (2 cuillères à soupe)
- une cuillère à soupe de graines de sésame, grillées

LES PRÉPARATIFS

1. Préchauffer le four à 425 °F. Couvrir un plateau ou un plateau de 15x10 pouces de papier d'aluminium; vaporiser le papier d'aluminium avec un aérosol de cuisson.

2. Dans une casserole ou une casserole de 2 pintes, mélanger la sauce teriyaki, la confiture, l'eau, l'huile, le gingembre, la moutarde et l'ail. Chauffer à ébullition, à feu moyen-élevé, en remuant de temps en temps.

3. Baissez la flamme; laisser mijoter, à découvert, pendant 5 minutes, en remuant de temps en temps, jusqu'à ce qu'il épaississe légèrement.

4. Rincer les filets de saumon; Séchez-les avec du papier absorbant. Placez le saumon sur le plateau ou le plateau, côté peau vers le bas. Verser une demi-tasse du mélange de sauce sur le saumon.

5. Cuire à découvert pendant 20 à 25 minutes, en retournant ou en tournant la poêle ou le

plateau après 10 minutes, jusqu'à ce que le saumon s'émiette facilement à l'insertion d'une fourchette.

6. Pendant ce temps, chauffer le reste du mélange de sauce jusqu'à ébullition. Baissez la flamme; Cuire à feu doux, à découvert pendant 5 minutes, en remuant de temps en temps, jusqu'à ce que la sauce épaississe et réduise à environ une demi-tasse.

7. Passer délicatement le saumon dans une assiette. Saupoudrer du mélange de sauce. Ajouter les oignons et saupoudrer de graines de sésame.

31. Flétan au basilic

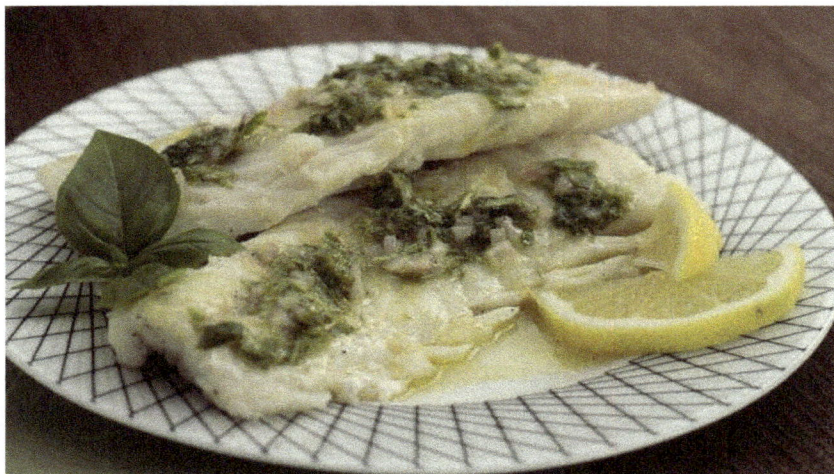

INGRÉDIENTS

- 1 1/2 livre de flétan coupé en 4 filets
- Sel et poivre supplémentaire pour assaisonner les filets.
- 1 cuillère à soupe d'huile d'olive
- 1 T. de beurre ramolli et légèrement fondu
- 1/2 c. pistaches non grillées
- 1/4 c. semoule de maïs sans gluten
- 1/4 t. Le sel
- 1/4 t. Poivre
- 1/4 t. Ail écrasé

PRÉPARATION

1. Beurre de légumineuses, pistaches, semoule de maïs, t. Saler, poivrer et ail dans un robot culinaire jusqu'à ce que le mélange soit bien combiné.
2. Couper le flétan en 4-6 oz. pièces.
3. Saler et poivrer des deux côtés des filets de flétan.
4. Placez l'olive dans un plat allant au four et faites-la chauffer à feu moyen.
5. Steak les filets d'un côté de la poêle, retournez-les puis placez des quantités égales de miettes de pistache sur chaque morceau de poisson.
6. Cuire au four à 375 degrés pendant 10-12 minutes ou jusqu'à ce que le poisson s'émiette facilement avec une fourchette.

32. Filet de Sauce Fenouil

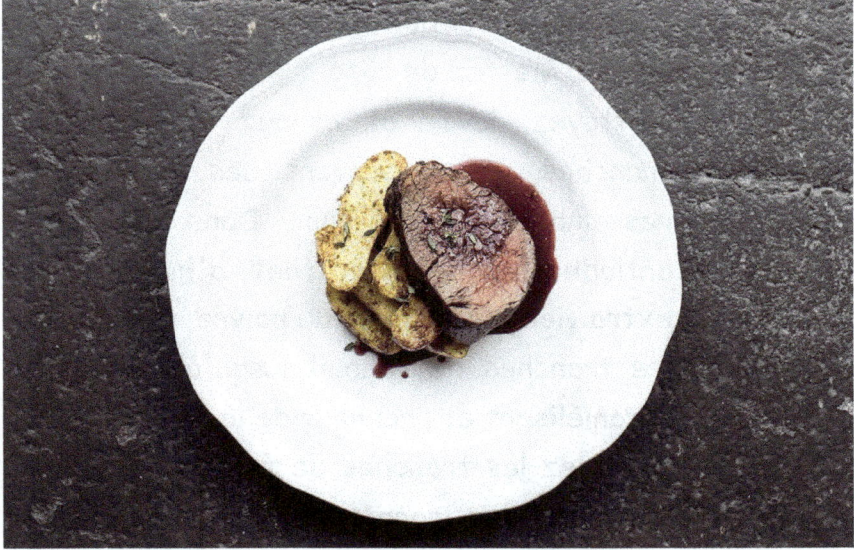

INGRÉDIENTS

- 2 fenouils
- 150 g de feta greck de brebis
- 60 g de sauce aux olives noires
- menthe poivrée
- Huile d'olive vierge extra
- sel et poivre

PRÉPARATION

1. Commençons par préparer la sauce aux olives noires. Couper les olives en deux, retirer le

noyau et mélanger dans le verre du mixeur avec un filet d'huile d'olive extra vierge jusqu'à l'obtention d'une sauce légèrement liquide. Mettez de côté.

2. Nettoyez, lavez et coupez le fenouil en tranches, en préservant ses feuilles qui ressemblent à du foin. Dans une poêle antiadhésive avec un filet d'huile d'olive extra vierge, du sel et du poivre, faire griller les tranches de fenouil jusqu'à ce qu'elles caramélisent et prennent de la couleur.

3. Disposez les tranches de fenouil caramélisé au fond des cocottes, émiettez la feta grecque par-dessus et ajoutez la sauce aux olives. Placer dans un four préchauffé à 180° pendant environ 10 minutes. Servir en ajoutant les feuilles de menthe fraîche et les feuilles mises de côté.

33. Ragoût de fenouil au bœuf

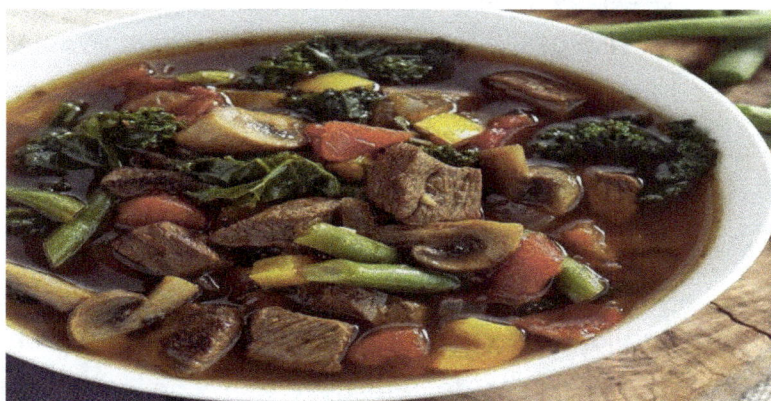

INGRÉDIENTS

- 2 belles tranches de steaks de capocollo de porc
- 1 citron
- Huile d'olive au goût
- 1 gousse d'ail
- 1 poignée de graines de fenouil
- Le sel

PRÉPARATION

1. On prend une grande poêle, on la fait chauffer, on ajoute un filet d'huile, d'habitude je ne la mettrais pas, mais on en utilise un peu pour rendre la viande plus douce.
2. Ajouter l'ail écrasé, le sel, le jus de citron et quelques graines de fenouil sauvage. On garde le feu assez haut, pour que la viande dore immédiatement ; nous le retournons de l'autre côté et le brunissons des deux côtés.
3. Lorsque la viande est déjà dorée et que la poêle est sèche, couvrez-la avec un couvercle et laissez cuire quelques minutes, pas plus.
4. La viande doit être bien cuite, mais pas trop car sinon elle devient dure et terne.
5. Lorsque vous verrez que la viande n'est plus liquide, elle sera prête, retirez le couvercle, laissez bien sécher, et nos steaks de porc au citron et fenouil sauvage sont prêts.

34. Crevettes aux tomates épicées

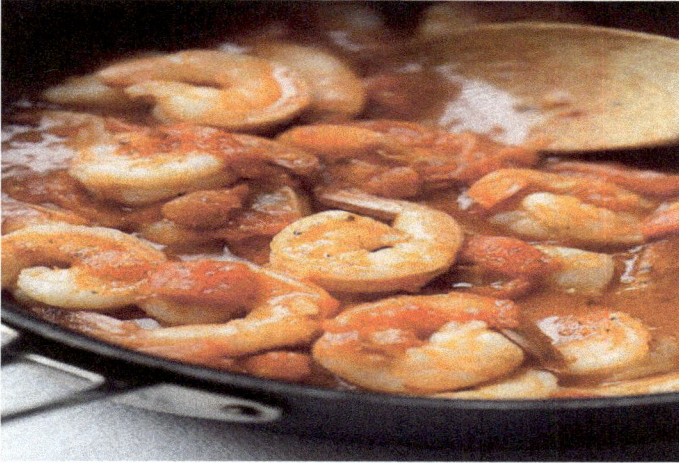

INGRÉDIENTS

- 6 tomates pelées
- ail au goût
- 1kg de crevettes
- 1 oignon

PRÉPARATION

1. Un kilo de crevettes est nécessaire. Faire revenir une gousse d'ail avec un oignon émincé dans une grande casserole. Ajouter 6 tomates pelées, sans pépins et hachées et un morceau de piment.

2. Faites cuire la sauce tomate pendant 10 minutes, puis ajoutez les crevettes décortiquées pour laisser intact le dernier anneau d'armure recouvrant la dernière partie de la queue. Ajouter le sel et le poivre et cuire à feu vif pendant 5 minutes en remuant. Avant de servir, retirer l'ail et le piment.

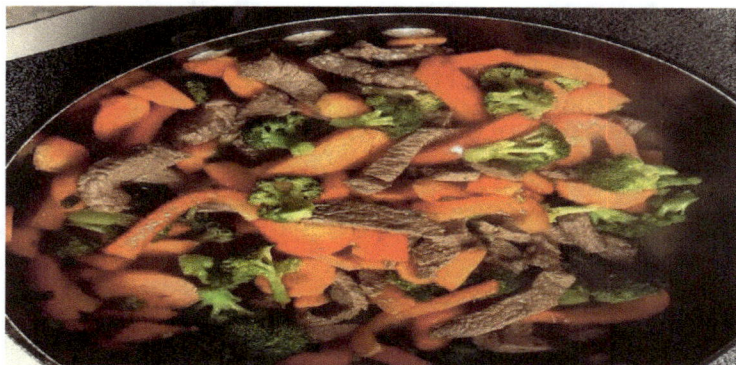

INGRÉDIENTS

- 1 tasse de sauce de poisson
- 1 tasse de cassonade
- 3 gousses d'ail
- 1 échalote
- 1 petit piment thaï
- 2 cuillères à soupe de citronnelle coupée en morceaux
- 2 cuillères à soupe de gingembre pelé et haché
- 1 cuillère à café de poivre noir fraîchement moulu
- $\frac{1}{2}$ tasse d'huile de canola, plus 1 cuillère à soupe

- bifteck de flanc 1 livre coupé en lanières de 1 pouce
- ½ oignon jaune moyen, tranché finement
- 4 grosses carottes, coupées en allumettes
- 1 tasse de brocoli
- 2 cuillères à soupe d'eau

PRÉPARATION

1. Dans un robot culinaire ou un mélangeur, ajoutez la sauce de poisson, la cassonade, l'ail, les échalotes, le piment thaï, la citronnelle, le gingembre haché, le poivre noir et l'huile de canola. Mélanger jusqu'à ce que la marinade se réunisse, mais pas au point d'atteindre une consistance similaire à la sauce.

2. Faire mariner le bœuf avec ½ tasse de marinade pendant au moins 15 minutes ou jusqu'à une heure. Conservez le reste de marinade au réfrigérateur.

3. Préchauffer le gril à direct, à feu vif ou au charbon de bois jusqu'à ce qu'il soit blanc et chaud. Cuire la viande jusqu'à ce qu'une croûte brun foncé se développe de tous les côtés, 8 à 10 minutes au total. Retirer la viande du gril et laisser reposer.

36. Chaudrée De Crevettes Et De Maïs

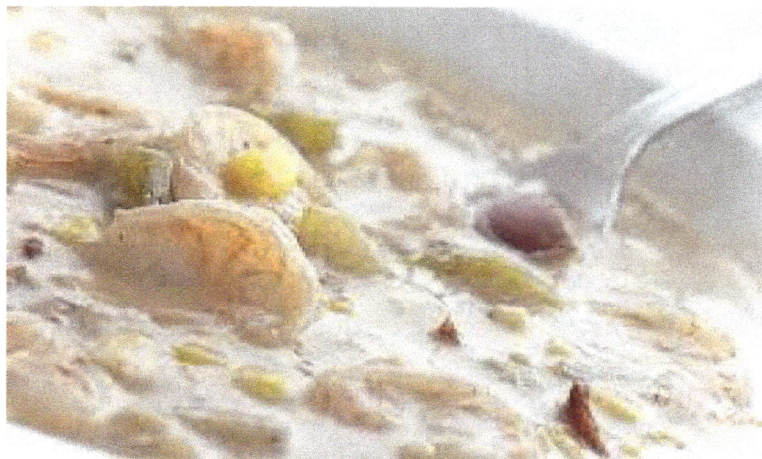

INGRÉDIENTS

- 600 grammes de crevettes
- 50 grammes de farine de maïs
- 1 cuillère à café de poudre de paprika doux
- huile d'olive extra vierge 4 cuillères à soupe
- persil
- Sel au goût

PRÉPARATION

1. Peser tous les ingrédients.
2. Si vous achetez des crevettes fraîches (ou décongelées), vous devrez bien les nettoyer,

comment ? Je vais vous l'expliquer tout de suite.

3. Lavez les crevettes une à une.
4. Sur une planche à découper, retirez votre tête avec vos mains.
5. Enlevez les pattes et en vous aidant doucement avec vos doigts vous commencez à la décortiquer, ou si vous préférez vous pouvez utiliser les ciseaux et couper la partie supérieure de la coquille, dans les deux cas faites attention à ne pas casser la pulpe délicate... J'ai aussi enlevé la queue.
6. Coupez la crevette avec un couteau et retirez délicatement (pour qu'elle ne casse pas) le fil noir interne.
7. Après cela, rincez-les rapidement et séchez-les avec un chiffon propre.
8. Maintenant que vous avez les crevettes prêtes, préchauffez le four en mode ventilé, il doit atteindre une température de 180 degrés.
9. Mélanger la semoule de maïs et la cuillère à café de paprika doux dans un bol, bien mélanger.

10. Dans un autre bol versez 2 cuillères à soupe d'huile et passez rapidement chaque crevette.

11. Puis pané dans le mélange farine et paprika. Collage Tapisser une plaque à pâtisserie de papier sulfurisé et la graisser avec 1 cuillère à soupe d'huile. Séparez les crevettes les unes des autres et ajoutez du sel.

12. Cuire à 180 degrés pendant 10 minutes.

13. Et voici prêtes les « Crevettes panées à la farine de maïs et au paprika », excellentes à déguster pour le dîner, peut-être accompagnées d'une salade composée ou de légumes grillés, ou vous pouvez les servir à l'apéritif avec de délicieuses sauces.

37. Carpaccio de cabillaud aux fraises, asperges et salade mixte

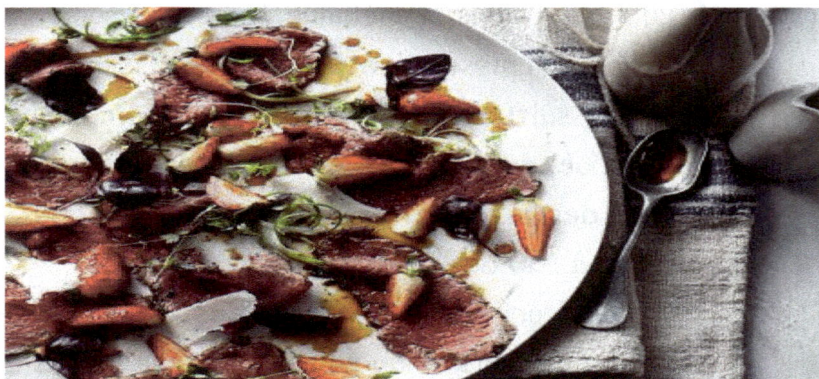

INGRÉDIENTS

- Morue dessalée 300 gr Metapontino
- fraises 100 gr
- Asperges 50gr
- Roquette 20 gr
- Fleurs de bourrache 10 gr
- Poivron jaune 10 gr
- Fèves fraîches 20 gr
- Huile ex. Vierge de Ferrandina 100 gr
- Sel de maldon au goût citron 4 tranches

POUR LE PANSEMENT

- 1 Fraises 100 gr
- Menthe 10 gr Huile

- ex. vierge de Ferrandina 50 gr
- 2 Basilic 50 gr
- Huile ex. Vierge de Ferrandina 50 gr.

PRÉPARATION

1. Dessaler la morue pendant au moins 24 heures. Trancher finement avec un couteau et assaisonner avec de l'huile d'olive extra vierge. Nettoyez et lavez les fraises avec le reste des légumes, coupez chaque légume dans une forme différente.
2. La fraise doit être coupée en quartiers, mettre le tout dans un bol et mélanger délicatement, créant ainsi la salade qui accompagnera la morue.

POUR LE PANSEMENT

1. Mélanger les fraises, l'huile et la menthe dans un verre spécial. Renouveler la même préparation avec le basilic et l'huile pour la seconde vinaigrette.
2. Disposez les tranches de cabillaud dans une assiette creuse, posez la salade dessus et assaisonnez avec les deux vinaigrettes, puis ajoutez quelques tranches de citron.

38. Salade De Seiche En Sauce Aigre-douce

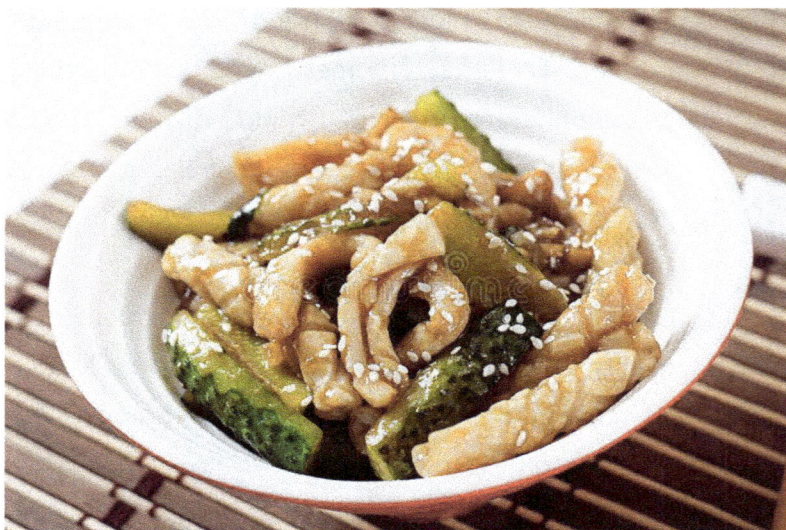

INGRÉDIENTS

- 550 g de seiche fraîche
- 30 g de raisins secs
- 20 g de pignons de pin
- 80 g d'huile
- 60 g de raisin rosé vinaigré
- Sel au goût
- Persil en feuilles
- 1 tête de radicchio

PRÉPARATION

1. Nettoyer les seiches et les blanchir dans l'eau, les nageoires et le tissage prennent plus de temps. Refroidir et couper en juliennes.
2. Nettoyez le radicchio et coupez-le finement.
3. Dans un bol en acier, mélanger la seiche, le radicchio, les raisins secs, les pignons, le vinaigre, l'huile, le sel et une cuillère à café de sucre.
4. Laisser mariner et parfumer. Servir dans une feuille de radicchio. Décorez de feuilles de persil.

39. Carpaccio de Coronello et tomates cerises séchées

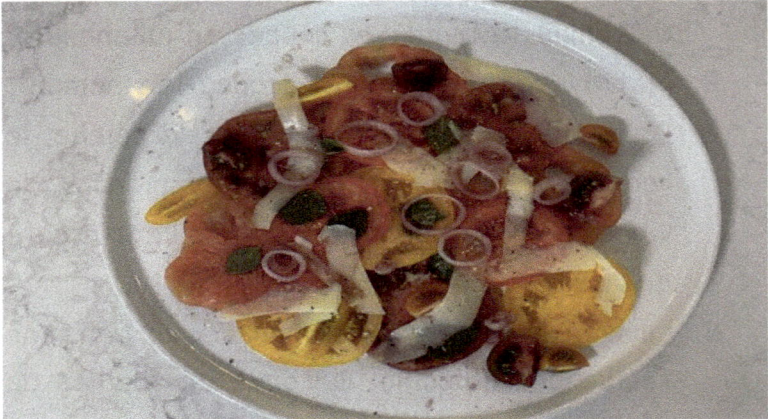

INGRÉDIENTS:

- Coronello (filet de stockfish) 500gr.
- Tomates cerises séchées
- Olives noires
- Huile d'olive vierge extra
- poivre blanc
- Câpres "lacrimelle"
- Grenade ou fraises des bois (selon la saison)

PRÉPARATION

1. Le composant principal de ce plat, mais comme tous les plats, en plus de la fraîcheur de tout ingrédient, réside dans la haute qualité du

stockfish et le bon salage, sinon vous risquez de bouleverser la simplicité du plat lui-même.

2. Le Coronello est épluché et le plat est monté comme si les branchies étaient autant de pétales. C'est une sorte de tapenade d'olives et de tomates cerises et repose harmonieusement sur les pétales de coronello, avec les câpres dessalées.

3. Décorez le tout de grains de grenade ou de fraises marinées.

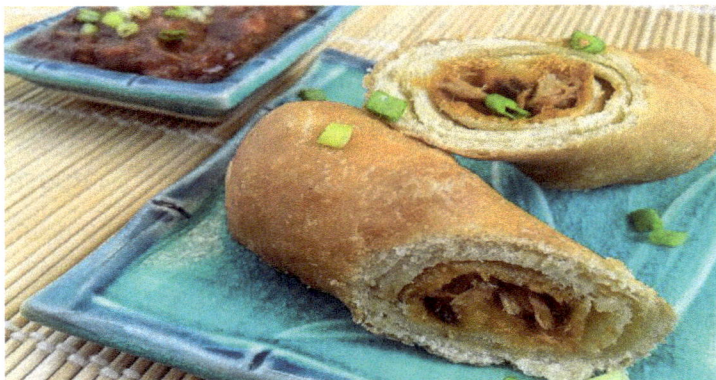

INGRÉDIENT

- 2 kg de drapeau de poisson
- 150g de fromage fumé
- pain râpé
- Huile d'olive vierge extra
- sel, câpres, ail et persil
- Filet le poisson drapeau en faisant des filets de 30 cm chacun.

PRÉPARATION

1. Composez la garniture avec une noix de provola fumée, du pain râpé, des câpres et de l'ail émincé, enveloppez les filets sur eux-mêmes, panez-les dans la chapelure. Cuire à

une température de 180° pendant environ 5-7 minutes.

2. Versez un filet d'huile d'olive extra vierge sur les filets et décorez de feuilles de persil.

41. Spaghetti Marinara

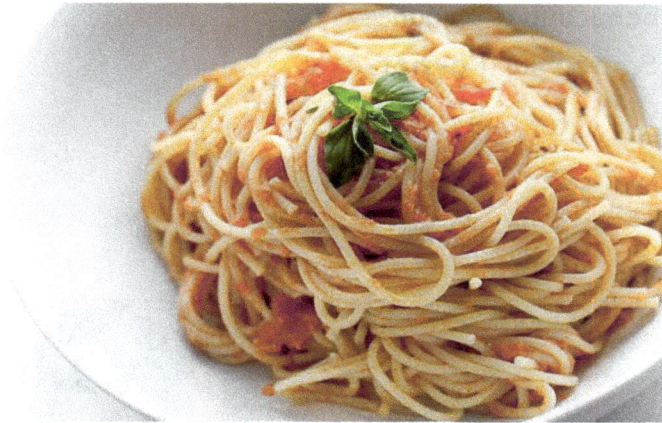

INGRÉDIENT

- Tomate San Marzano fraîche ou pelée 500 gr
- Olives noires Gaeta 50 gr
- Câpres dessalées 50 gr
- Huile d'olive extra vierge 80 gr
- Ail 1 gousse
- Origan, sel au goût
- Spaghetti 350 gr

PRÉPARATION

1. Laissez l'ail aller dans l'huile.
2. Retirez-le blond. Ajouter les tomates, les olives, les câpres et cuire un quart d'heure.
3. Goût pour le sel.
4. Abaissez les pâtes et retirez-les al dente. Ajouter les spaghettis à la sauce et ajouter beaucoup d'origan.
5. Sautez sur l'assiette.

42. Vermicelles à l'encre de seiche

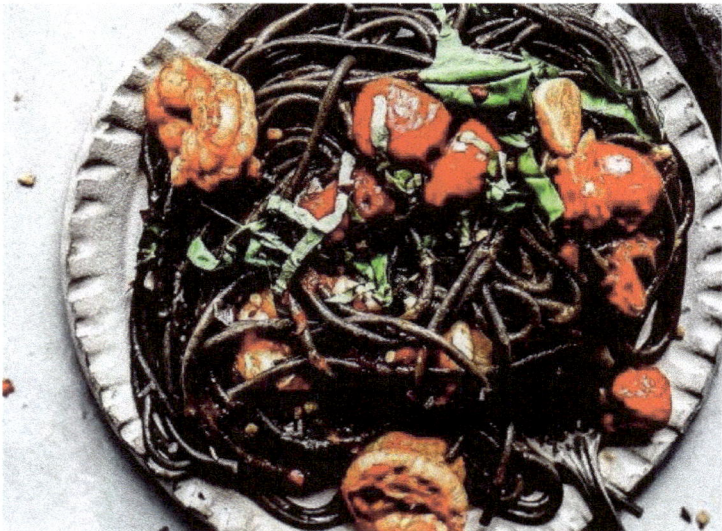

INGRÉDIENT

- 320 grammes de linguine, vermicelle ou spaghetti, voire spaghettini
- 3 poches d'encre de seiche très fraîche
- 250 gr. de seiche
- 1 gousse d'ail
- Un citron très frais
- Huile d'olive vierge extra
- Feuilles de menthe fraîche

PRÉPARATION

1. Nettoyez bien les seiches, épluchez-les et ramassez soigneusement les sacs noirs et mettez-les de côté. Faire revenir dans une grande poêle 8 cuillères à soupe d'huile d'olive extra vierge avec l'ail entier et juste écrasé, verser les seiches bien séchées coupées en petits morceaux et faire revenir 2 minutes.

2. En même temps, faites cuire les vermicelles ou les spaghettis ou même les spaghettis dans de l'eau salée abondante.

3. Dans un bol mélanger les pâtes noires de seiche dans très peu d'eau de cuisson et la

verser dans la poêle avec la sauce de seiche en mélangeant bien.

4. Égoutter les pâtes al dente quelques minutes à l'avance et terminer la cuisson en les faisant sauter à la poêle avec la vinaigrette de la seiche et le noir, 2 gouttes de citron, et, si nécessaire, ajouter l'eau de cuisson des pâtes.

43. Rubans avec Thalli et Thon

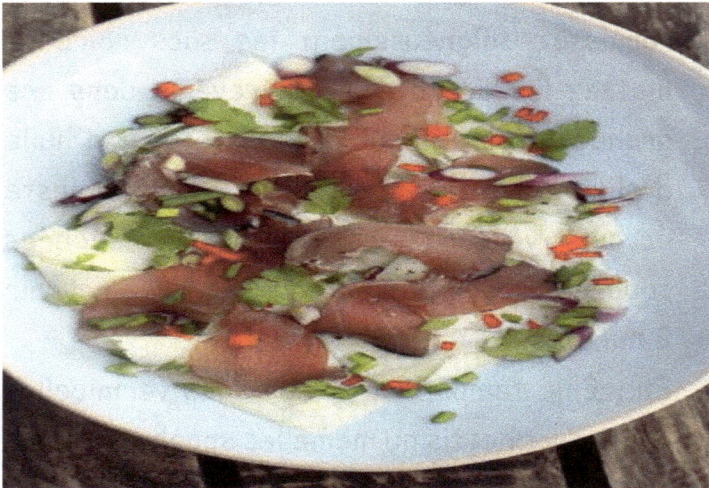

INGRÉDIENT

- 200 g de rubans
- 200 g de graines de courgettes

- 100 g de thon Calliope réserve or
- 2 cuillères à soupe d'huile d'olive
- poivre
- Ail

PRÉPARATION

1. Pendant que les pâtes cuisent, prenez les thalles propres et coupés en lanières, passez-les rapidement dans l'eau bouillante.
2. Sur une poêle faire suer l'ail puis le retirer.
3. Ajouter les thalles, Tourner rapidement.
4. Égoutter les pâtes al dente puis les ajouter aux thalles
5. Encore une minute éteindre le feu, ajouter le thon et retourner Pupate
6. Vous pouvez server

44. Thon Rouge Aux Deux Sésames

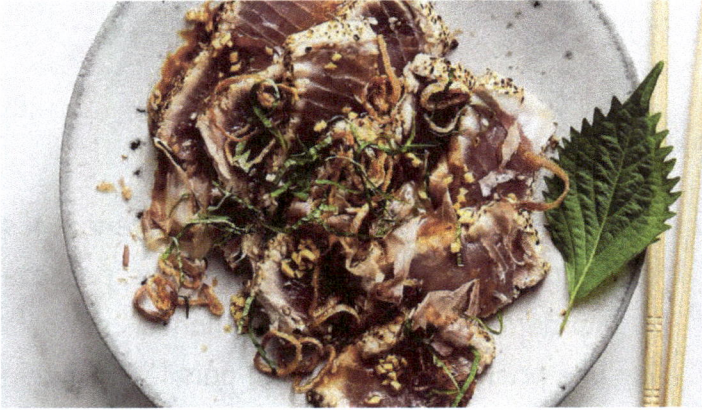

INGRÉDIENTS

- 180gr de thon rouge sicilien
- 30 gr de mélange sésame blanc et noir
- 25 grammes d'avocat
- 25gr d'aubergine
- 15g de gingembre confit
- 20g de sauce soja
- Sel et poivre et huile au goût

PRÉPARATION

1. Filetez et nettoyez le thon rouge, coupez-le en filets et passez-le au sésame. Blanchir les filets à feu vif et les couper en médaillons. Couper séparément les auberges en lanières,

les faire frire et les faire mariner dans du soja.

2. Couper les oignons rouges et cuire dans une sauce aigre-douce, éplucher l'avocat et le mixer avec un peu d'huile et un trait de citron

3. Placer les médaillons de thon sur l'assiette et ajouter les auberges, le gingembre confit, les quenelles d'avocat, la micro-salade et le cerfeuil et assaisonner avec la sauce soja.

45. Soupe à la crème de tomates avec alimentation

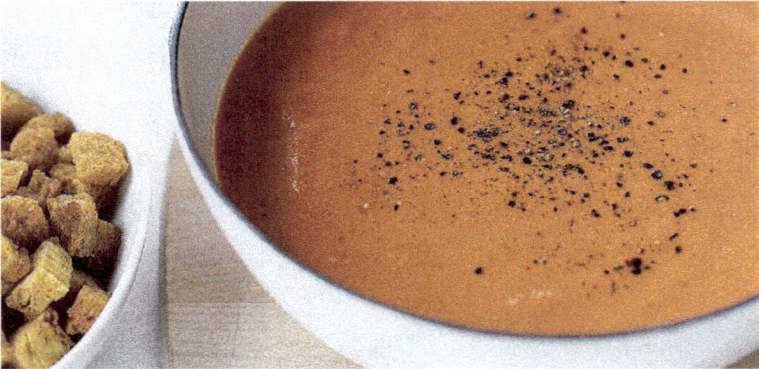

INGRÉDIENT

- 2 kg de tomates (ou 2 boîtes de 700 g de tomates)
- 2 têtes d'oignons
- 4-5 pièces carottes
- 3-4 gousses d'ail
- 2-3 persil ou basilic
- 200 g d'aliment
- 50 ml d'huile
- une pincée de poivre noir
- sel

PRÉPARATION

1. Les tomates sont cuites à la vapeur avec de l'eau chaude, pelées et hachées finement. S'ils

sont en conserve, ils sont simplement pelés et coupés. Les oignons et les carottes sont nettoyés et hachés finement. Dans une casserole préchauffée, verser l'huile pour la réchauffer légèrement. Ajoutez du sel. Mettez les carottes et les oignons à feu doux sur feu doux jusqu'à ce qu'ils soient tendres. Ajouter le gigot et faire revenir en tournant avec une cuillère en bois et les légumes à feu modéré jusqu'à ce qu'ils soient dorés. Ajouter les tomates. Compléter avec 2 heures d'eau tiède et laisser cuire à feu modéré jusqu'à cuisson complète. Enfin, du persil ou du basilic finement haché, de l'ail pelé et écrasé et du poivre noir sont ajoutés.

46. Ragoût de pommes de terre aux poivrons

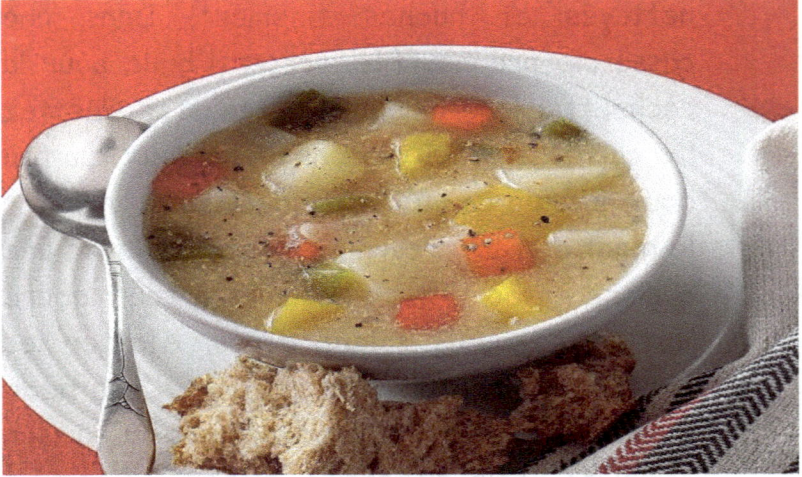

INGRÉDIENT

- 1kg de pommes de terre
- 3 oignons
- huile
- 1 cuillère à soupe de concentré de tomate
- 2-3 pièces poivrons rouges
- 1 cc de paprika
- menthe ou sarriette
- sel

PRÉPARATION

1. L'oignon finement haché est frit dans la graisse chaude. Ajouter le pelé et tranché pommes de terre et les faire frire également.

Saupoudrer de poivron rouge et d'un peu de sel, ajouter de l'eau tiède et ajouter les poivrons hachés et la menthe. Le plat est cuit à feu doux. Afin de ne pas gâcher les pommes de terre, 1 cuillère à soupe peut être ajoutée. le vinaigre. Lorsque les pommes de terre sont presque prêtes, mettez un peu de purée de tomates. Le ragoût est assaisonné et cuit encore 10 minutes.

47. Riz Aux Epinards Et Champignons

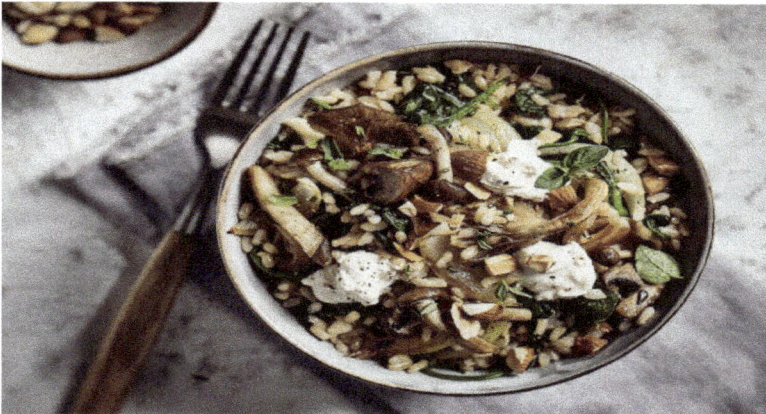

INGRÉDIENT

- Riz
- 500 g d'épinards
- 150 g de champignon
- 1 tête d'oignons frais

- 1 grosse carotte
- 1 gousse d'ail
- huile d'olive
- persil
- poivre noir, sel
- bouillon de champignons

PRÉPARATION

1. Couper les champignons nettoyés et cuire dans de l'eau salée pendant 3-4 minutes. Dans une poêle plus profonde, faites revenir les oignons hachés et les carottes râpées, ajoutez les champignons, faites-les revenir pendant 2-3 minutes et mettez le riz. Une fois le riz transparent, mettez le tranchéépinards et épices (ail, poivre, sel) et laissez-le sur le feu pendant 2-3 minutes, en remuant constamment. Versez le tout dans une casserole adaptée et complétez avec le bouillon de champignons dans un rapport 3 pour 1 (2 heures de riz, 6 heures d'eau) si vous n'avez pas assez d'eau. Mettez-le au four à 250C, et après l'avoir retiré, nous mettons également du persil finement haché. Lorsqu'il refroidit, nous remuons doucement.

48. Sarrasin aux Légumes

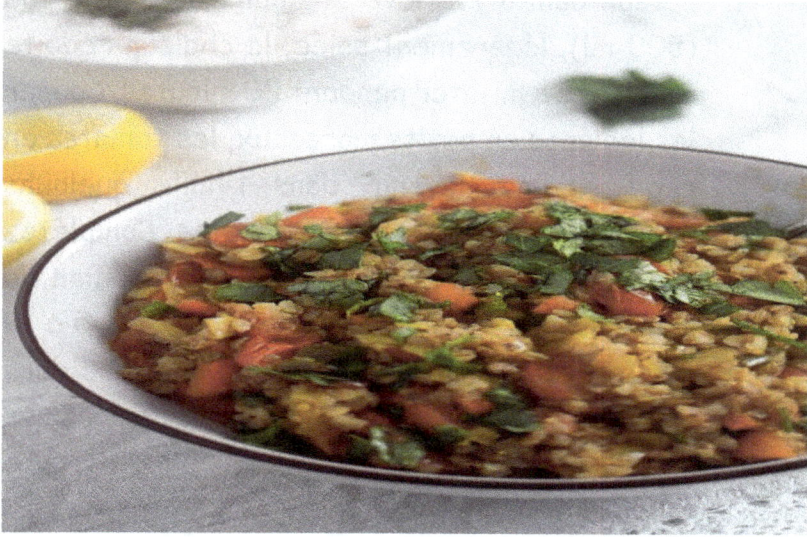

INGRÉDIENT

- 250 g de sarrasin
- 2 oignons
- 2 pièces poivrons
- 5 pièces tomates
- 1 poireau
- 1 cuillère à soupe de bouillon de légumes en poudre
- 1 cuillère à soupe de sauce soja
- 4 cuillères à soupe d'huile
- sel, poivre, piment rouge

PRÉPARATION

1. Le sarrasin a été lavé et bouilli dans de l'eau (500 ml), légèrement salée, la chaleur réduite et laissée à mijoter pendant 20 minutes. Couper les légumes en petits morceaux, les tomates en cubes. Faire revenir dans l'huile quelques minutes, ajouter enfin les tomates. Complétez avec un verre d'eau et mettez le bouillon, la sauce soja et les épices. Laisser mijoter 5 à 10 minutes. Le sarrasin est égoutté et placé dans le plat. Il dure le temps d'absorber les arômes et se sert chaud.

49. Aubergine Sans Huile

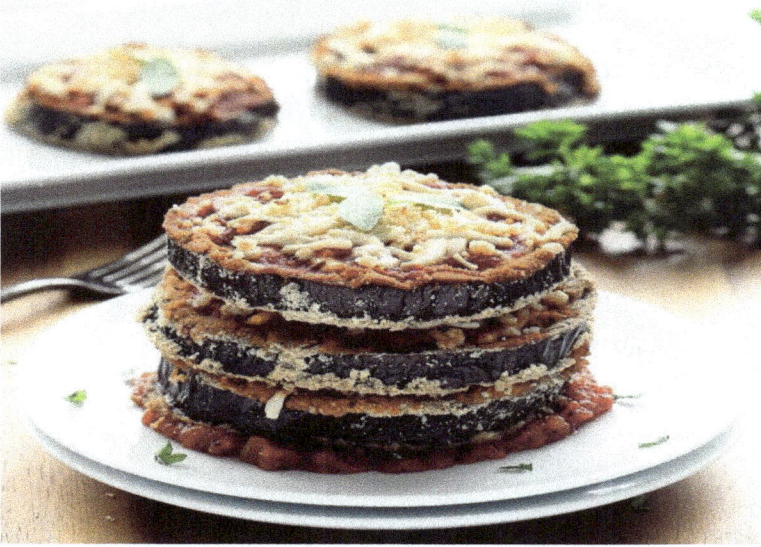

INGRÉDIENTS

- 1 aubergine.
- 2 tomates.
- 1 oignon blanc.
- 2 gousses d'ail
- 2 brins de thym.
- 4 feuilles de basilic.
- sel
- poivre

PRÉPARATION

1. Lavez et coupez les aubergines en petits cubes. Ensuite, lavez et écrasez les tomates.

2. Hachez l'oignon puis hachez les gousses d'ail.
3. Faites chauffer un tout petit peu d'eau dans une casserole.
4. Mettez l'oignon et faites-le cuire doucement jusqu'à ce qu'il devienne blanc.
5. Ajouter les aubergines coupées en dés et les faire dorer.
6. Ajoutez ensuite les tomates, l'ail, le thym et le basilic ciselé. Ajouter du sel et du poivre.
7. Couvrir et laisser mijoter une bonne demi-heure.

50. Gratin provençal

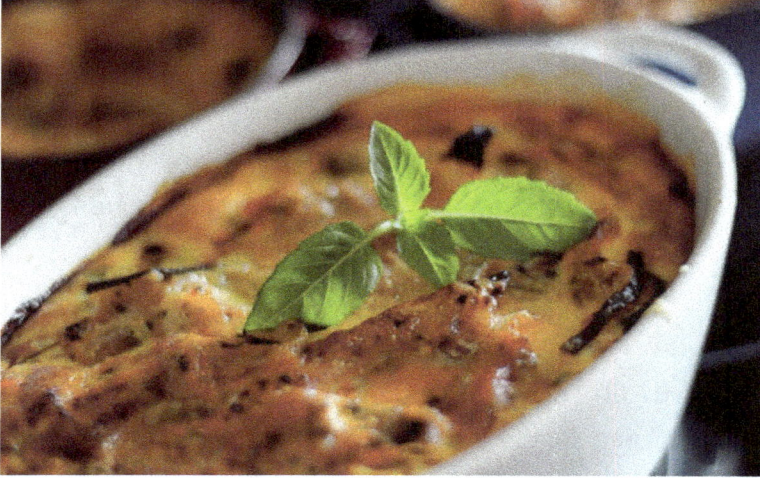

INGRÉDIENTS

- .2 ou 3 courgettes.
- 2 aubergines.
- 4 tomates.
- 2 poivrons.
- 2 gros oignons
- .huile d'olive.
- 150 grs de parmesan ou de gruyère râpé.
- 2 cuillère(s) à soupe de chapelure.
- sel et poivre

PRÉPARATION

1. Eplucher les aubergines et les courgettes, les couper en rondelles, les faire blanchir 5 minutes dans de l'eau bouillante.

2. Coupez les tomates épépinées en tranches et les poivrons en lanières.
3. Eplucher et émincer les oignons, les faire fondre délicatement dans l'huile d'olive.
4. Dans un plat en terre cuite, verser l'huile de cuisson, disposer les légumes en couches alternées, assaisonner chaque couche et saupoudrer de fromage râpé.
5. Terminer avec du fromage, de la chapelure et un filet d'huile d'olive.
6. Cuire 1 heure à four chaud (200°).

1.Soupe d'aubergines à la tomate et à l'ail

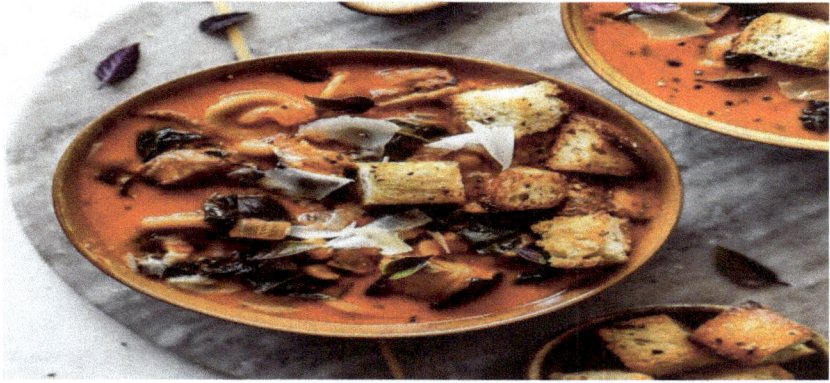

INGRÉDIENTS

- 2 aubergines.
- 4 tomates.
- 6 gousses de ma.
- 1 cuillère à soupe d'huile d'olive
- 2 brins de marjolaine.
- sel.
- poivre

PRÉPARATION

1. 1.Lavez les aubergines sous l'eau froide et coupez-les en tranches moyennes.
2. 2.Pelez les tomates. Retirez-en les graines.
3. 3.Ecrasez les gousses d'ail avec une cuillère.
4. 4. Faites revenir les tomates et les aubergines avec de l'huile d'olive dans une cocotte. Ajouter une pincée de sel.

5. 5.Couvrez le tout légèrement avec de l'eau. Laisser cuire 15 minutes.
6. 6.Mélanger la soupe lorsqu'elle est cuite avec les feuilles de marjolaine. Ajouter du sel ou du poivre si nécessaire.
7. 7.Servir chaud.

2. Moussaka facile

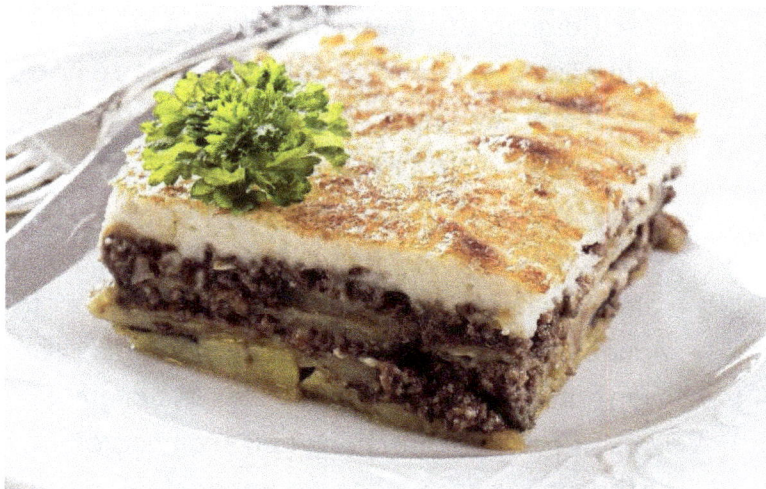

INGRÉDIENTS

- 4 aubergines.
- 300g de boeuf haché.
- 1 oignon.
- 1 gousse d'ail
- 1 cuillère à soupe de persil haché.
- 1 cuillère à soupe de concentré de tomate.
- 25 cl de sauce béchamel au fromage

PRÉPARATION

5. 1.Épluchez et coupez les aubergines en tranches. Saupoudrer de gros sel et laisser égoutter 30 minutes.

6. 2. Faites revenir la viande dans l'huile d'olive avec l'oignon et l'ail hachés, le persil, le sel et le poivre. Ajouter le concentré de tomate et cuire 30 minutes.
7. 3.Préchauffer le four à 210°C (thermostat 7).
8. 4.Rincez les aubergines et séchez-les soigneusement. Disposer les aubergines et la viande en couches alternées dans un plat allant au four. Terminez par les aubergines, nappez de sauce béchamel au fromage et enfournez votre moussaka pendant 30 à 35 minutes jusqu'à ce que le dessus soit doré.

3. Aubergine Sans Huile

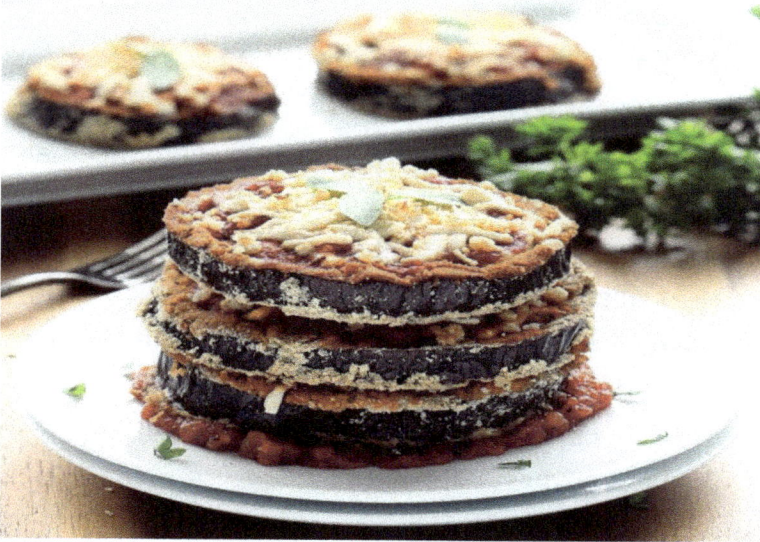

INGRÉDIENTS

- 1 aubergine.
- 2 tomates.
- 1 oignon blanc.
- 2 gousses d'ail
- 2 brins de thym.
- 4 feuilles de basilic.
- sel
- poivre

PRÉPARATION

8. Lavez et coupez les aubergines en petits cubes. Laver et écraser les tomates.

9. Hachez l'oignon puis hachez les gousses d'ail.
10. Faites chauffer un tout petit peu d'eau dans une casserole.
11. Mettez l'oignon et faites-le cuire doucement jusqu'à ce qu'il devienne blanc.
12. Ajouter les aubergines coupées en dés et les faire dorer.
13. Ajoutez ensuite les tomates, l'ail, le thym et le basilic ciselé. Ajouter du sel et du poivre.
14. Couvrir et laisser mijoter une bonne demi-heure.

4. Gratin provençal

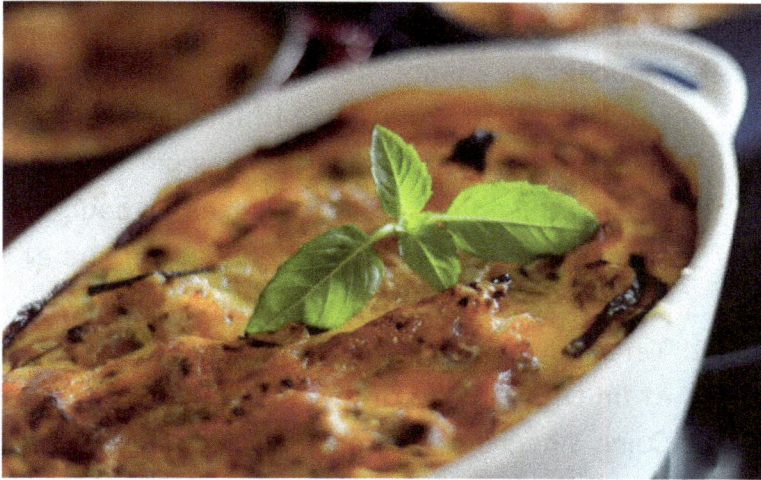

INGRÉDIENTS

- .2 ou 3 courgettes.
- 2 aubergines.
- 4 tomates.
- 2 poivrons.
- 2 gros oignons
- .huile d'olive.
- 150 grs de parmesan ou de gruyère râpé.
- 2 cuillère(s) à soupe de chapelure.
- sel et poivre

PRÉPARATION

7. Eplucher les aubergines et les courgettes, les couper en rondelles, les faire blanchir 5 minutes dans de l'eau bouillante.

8. Coupez les tomates épépinées en tranches et les poivrons en lanières.
9. Eplucher et émincer les oignons, les faire fondre délicatement dans l'huile d'olive.
10. Dans un plat en terre cuite, versez l'huile de cuisson puis disposez les légumes en couches alternées, en assaisonnant chaque couche et en saupoudrant de fromage râpé.
11. Terminer avec du fromage, de la chapelure et un filet d'huile d'olive.
12. Cuire 1 heure à four chaud (200°).

5. Légumes cuits à la vapeur à l'huile d'olive

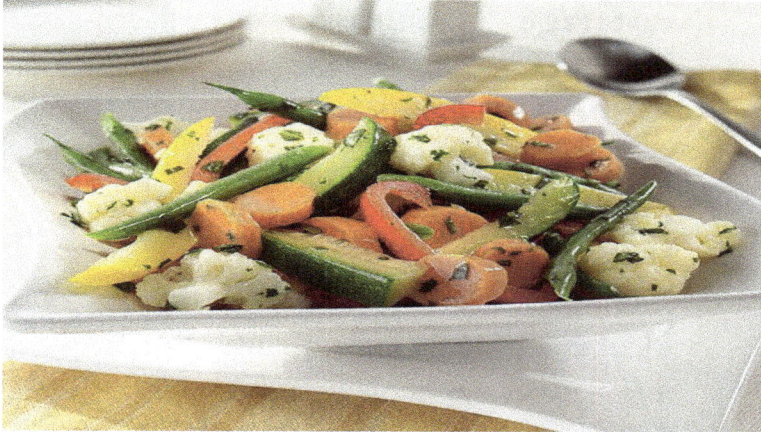

INGRÉDIENTS

- .1 brocoli.quelques bottes de chou-fleur.2 carottes
- .1 courgette.huile.d'olive.sel, poivre du moulin

PRÉPARATION

1. Lavez tous les légumes et épluchez-les si nécessaire.
2. Couper les fleurons de brocoli et de chou-fleur en petites têtes. Pour les courgettes et les carottes, coupez-les en 4 dans le sens de la longueur puis faites des morceaux d'environ 0,5 mm pour la carotte et un peu plus épais pour les courgettes.

3. Dans un bol allant au micro-ondes, mettre les carottes et le film. Passez-les au micro-ondes pendant 3 minutes.
4. Ajoutez les autres légumes et faites-les chauffer pendant 4 à 5 minutes, tout dépend de la consistance que vous souhaitez avoir, croquante ou moelleuse.
5. Une fois vos légumes cuits, salez, poivrez et ajoutez un filet d'huile d'olive. Bien mélanger et servir.
6. Pavés de saumon légers et faciles

6. Saumon léger et facile

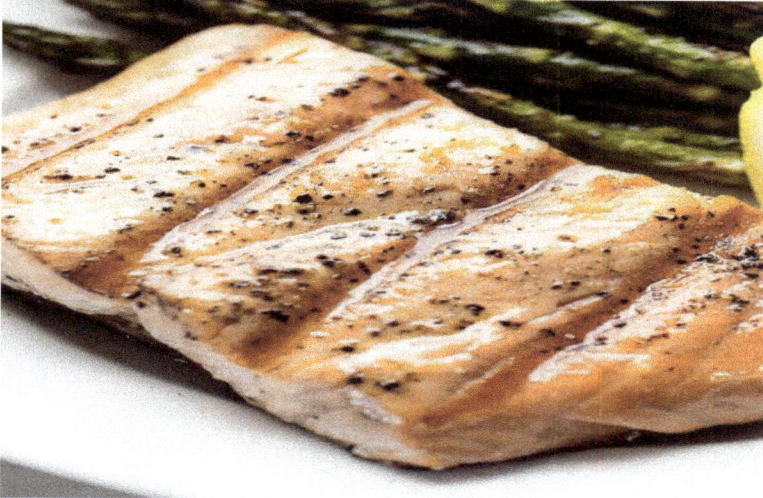

INGRÉDIENTS

- .4 pavés de saumon.
- 2 cuillère(s) à soupe de moutarde.
- 2 cuillère(s) à soupe de jus de citron
- persil.
- sel.
- poivre

PRÉPARATION

1. Préchauffez votre four à 200°C.
2. Disposez vos pavés de saumon dans un plat antiadhésif allant au four.
3. Dans un bol, mélanger la moutarde et le jus de citron.

4. Parsemer les steaks de cette préparation.
5. Sel et poivre (sauf si vous utilisez une moutarde forte !)
6. Hachez un peu de persil et placez-le sur le poisson.
7. Faites cuire vos pavés de saumon légers et faciles pendant 20 minutes à four chaud.

7. Tarte Au Thon Léger Et Aux Tomates

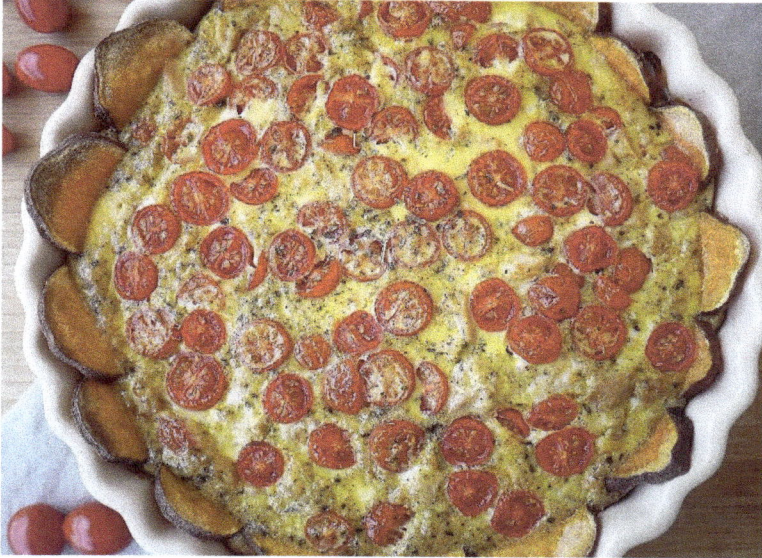

INGRÉDIENTS

- 160 g de p, vous avez cassé tout prêt.
- 120 g de thon en saumure (1 petite boîte).
- 500 g de tomates.
- 2 cuillères à soupe. moutarde.
- 60 g d'emmenthal r, pe à 20% mg
- .10 cl de crème légère.
- 2 oeufs.
- 5 brins de persil.
- 1 pincée de muscade.
- sel
- poivre.

PRÉPARATION

1. Pré-cuire le p,te (avec les haricots secs) pendant 10 minutes à 180°C.
2. Coupez les tomates en rondelles, épépinez-les, salez-les.
3. Sur le p précuit, badigeonner le fond de moutarde et saupoudrer de 30 g
4. De Emmenthal r, pe.
5. Répartir le thon émietté et les tranches de tomates.
6. Dans un bol, mélanger les œufs, la crème, 30 gr, le fromage pe, le persil, la muscade, le sel et le poivre.
7. Versez ce mélange sur la tarte.
8. Enfournez la tarte à 210°C (th°7) pendant 40 minutes.
9. Servir chaud avec une salade mixte.

8. Gâteau aux pommes diététique

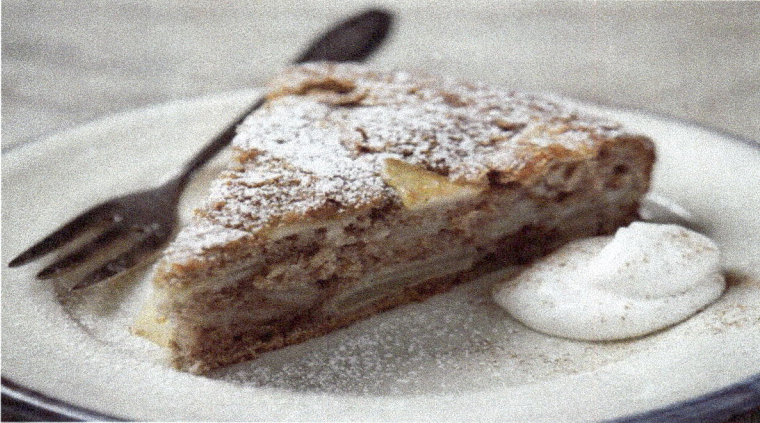

INGRÉDIENTS

- .4 pommes.
- 150 g de fromage cottage 0%
- .3 oeufs.
- 3 cuillères à café de sucre ou d'édulcorant

PRÉPARATION

1. Lavez, épluchez et coupez les pommes en quartiers.
2. Faire revenir les quartiers dans une poêle antiadhésive.
3. Pendant ce temps, séparez les blancs d'œufs des jaunes et battez-les jusqu'à ce qu'ils soient fermes.
4. Mélanger les jaunes d'œufs avec le fromage cottage et le sucre.

5. Ajouter les blancs délicatement à cette préparation.
6. Disposez les quartiers de pommes dans un plat allant au four, saupoudrez de cannelle, puis versez la préparation.
7. Cuire 10 minutes à four doux, thermostat 4/160-180°C.
8. Servez votre gâteau aux pommes sur un régime chaud, ce n'en sera que meilleur.

9. Crêpes diététiques

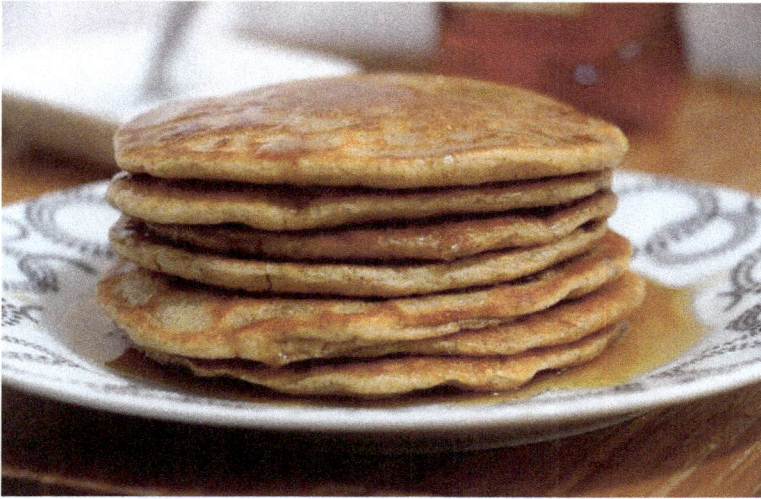

INGRÉDIENTS

- 0,125 g de farine.
- 2 oeufs.
- 1/2 litre de lait écrémé (ou demiécrémé)
- .1 cuillère à soupe d'huile.1 pincée de sel.arôme ou sucre (facultatif)

PRÉPARATION

1. 1.Ajoutez progressivement les œufs, la farine, le sel, le sucre et l'huile au lait.
2. 2. Bien mélanger
3. 3. Faites dorer chaque côté à la poêle, comme pour toute crêpe, et décorez de ce

que vous aimez (chocolat, miel, fruits,
confiture, sucre...)

10. Tartare de tomates

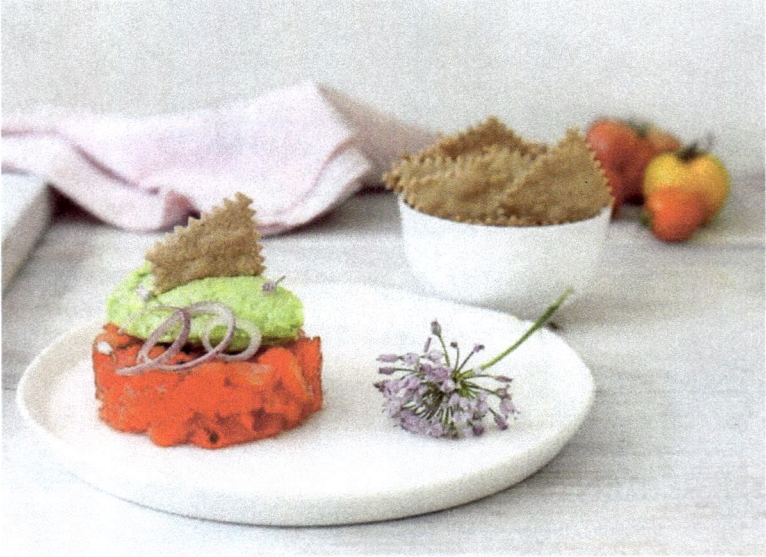

INGRÉDIENTS

- .8 tomates moyennes.
- basilic.
- huile d'olive
- .vinaigre balsamique.
- sel poivre

PRÉPARATION

1. Pour réaliser votre tartare de tomates :

2. Lavez les tomates. Plongez-les dans de l'eau bouillante et refroidissez-les immédiatement.
3. Peler, épépiner et couper en petits cubes.
4. Mettez-les dans un saladier. Ajouter l'huile d'olive, le sel et le poivre. Pour tout mélanger.
5. Disposer dans de petites cuillères. Décorez de brins de basilic ou de feuilles de basilic ciselées.
6. Réalisez des motifs avec le vinaigre balsamique réduit
7. Et dégustez-le bien frais.
8. Conseils du chef :
9. Pour le balsamique réduit, il suffit d'acheter du bon vinaigre balsamique et de le réduire doucement dans une petite casserole jusqu'à obtenir une consistance sirupeuse.
10. Essayez avec de l'huile d'olive à la vanille :
11. Mettre une gousse de vanille dans l'huile d'olive et laisser macérer environ une semaine.
12. Il est préférable de ne pas jeter la gousse lors de la réalisation d'un dessert, de bien la rincer et de l'utiliser pour parfumer l'huile d'olive.
13. Bon appétit ! Votre tartare de tomates est prêt !

11. Brownies sans beurre

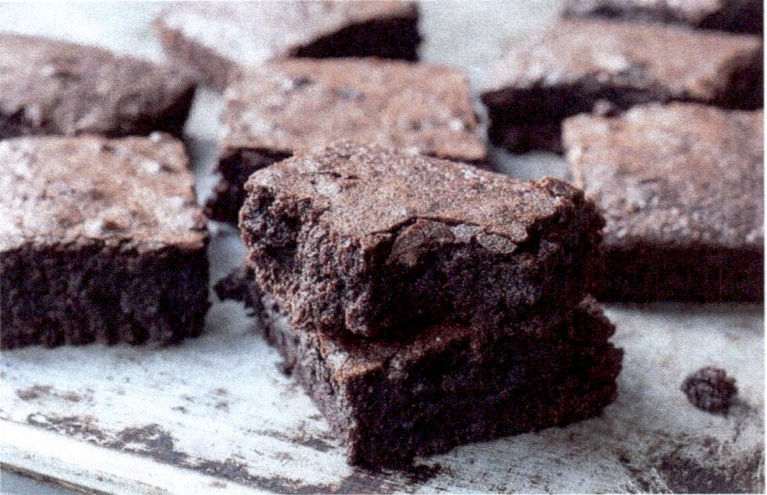

INGRÉDIENTS

- .70 g de chocolat.
- 2 oeufs.
- 150 g de sucre
- .60g de farine.
- 50 g de noix de pécan

PRÉPARATION

1. Faire fondre le chocolat avec une cuillère d'eau.

2. Concassez les noix de pécan pour obtenir des petits morceaux.
3. Mélanger les ingrédients dans l'ordre ci-dessus.
4. Recouvrir un moule de papier cuisson beurré (un moule pas trop grand et de préférence carré mais un moule à tarte de 20 cm fait très bien l'affaire).
5. Enfournez 20 minutes à 180°C. Le cœur reste un peu mou et une couche croustillante doit s'être formée sur le dessus du gâteau.
6. Laissez refroidir et dégustez vos brownies sans beurre tiède ni froid.

12. Pansement minceur

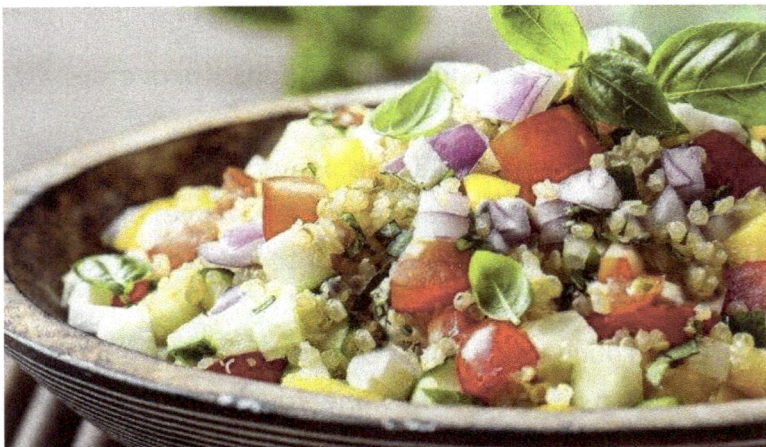

INGRÉDIENTS

- .2 cuillère(s) à soupe de moutarde forte.
- 1 cuillère à soupe de vinaigre de vin.
- 1 cuillère à soupe d'huile d'olive
- .3 ou 4 cuillère(s) à soupe d'eau.
- sel et poivre.
- ciboulette ou herbes de Provence (facultatif)

PRÉPARATION

1. Pour réaliser une délicieuse vinaigrette minceur :
2. Dans un bol, mettre la moutarde, ajouter le vinaigre, le sel et le poivre.
3. Fouettez avec une fourchette, ajoutez l'huile d'olive puis l'eau.

4. Rectifier l'assaisonnement si besoin, puis ajouter quelques herbes.

13. Gratin de chou-fleur léger

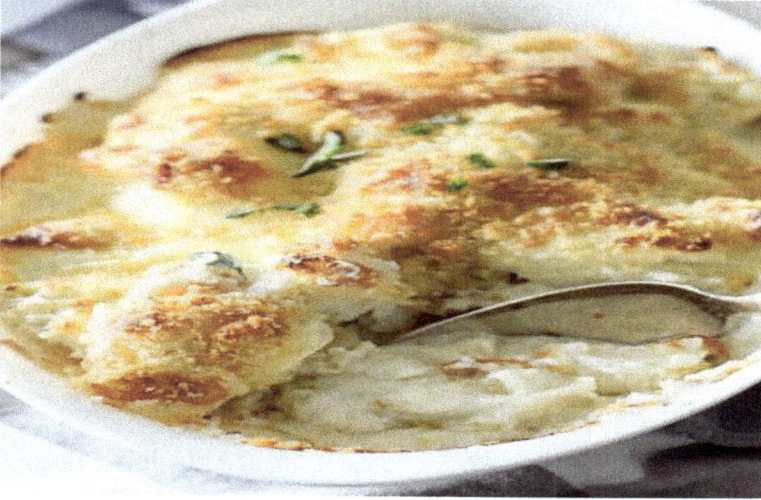

INGRÉDIENTS

- .1 chou-fleur d'environ 1 kg.
- 4 à 6 pommes de terre (facultatif).
- 3 oignons.
- 1/2 litre de lait demi-écrémé
- 0,40 g (environ 2 cuillère(s) à soupe pleine(s)) de maïzena.
- 70 g de gouda.
- sel, poivre, muscade

PRÉPARATION

1. Répartissez le chou-fleur en bouquets et lavez-le.
2. Faites-le cuire dans de l'eau bouillante salée pendant 10 minutes, puis égouttez-le. Eplucher les pommes de terre, les faire cuire dans l'eau pendant 15 minutes.
3. Egouttez-les, coupez-les en grosses tranches.
4. Hacher les oignons très finement. Faites-les revenir à sec dans une casserole jusqu'à ce qu'ils soient translucides puis commencent à dorer.
5. Dans un bol, mélanger la fécule de maïs avec un peu de lait. Versez le reste du lait sur les oignons, ajoutez la fécule de maïs diluée et, à feu doux, remuez à l'aide d'un fouet jusqu'à ce que la sauce épaississe.
6. Poivre et muscade en fin de cuisson.
7. Disposer les bouquets de chou-fleur et les tranches de pommes de terre dans un plat allant au four. Nappez de sauce béchamel légère, saupoudrez de fromage râpé.
8. Cuire dans un four préchauffé à 240°C (thermostat 8), cuire 10 minutes en finissant si besoin par quelques minutes sous le grill.

14. Courgettes à la vapeur

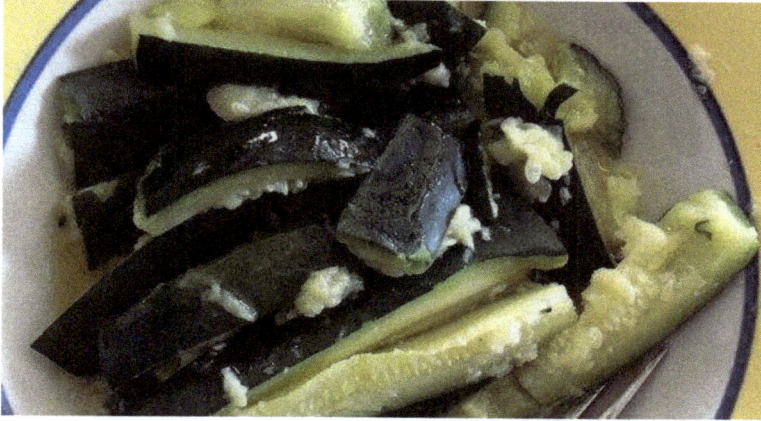

INGRÉDIENTS

- .6 courgettes moyennes.
- 2 tasses de yogourt 0%.
- 1 cuillère à soupe d'huile d'olive
- .2 cuillère à café de moutarde à l'estragon.
- 1 cuillère à soupe d'herbes hachées (persil, cerfeuil et estragon).
- sel, poivre fraîchement moulu

PRÉPARATION

1. Pour faire de délicieuses courgettes à la vapeur :
2. Rincez et séchez les courgettes. Sans les éplucher, coupez-les en tranches d'environ 1 cm d'épaisseur.

3. Versez 1 litre d'eau dans le fond du cuiseur vapeur et portez à ébullition.
4. Placer les tranches de courgettes dans le panier. Placez-le sur la partie inférieure dès que l'eau frémit. Laisser cuire 12 min.
5. Versez le yaourt dans un bol. Battez-le pendant quelques secondes. Ajouter l'huile, le sel, le poivre, la moutarde et les herbes hachées.
6. Placer les courgettes cuites dans le plat de service. Nappez-les de sauce au yaourt aux herbes.
7. Servez les courgettes vapeur, tièdes, en accompagnement d'une viande grillée.

15. Lanières De Poulet Au Curry

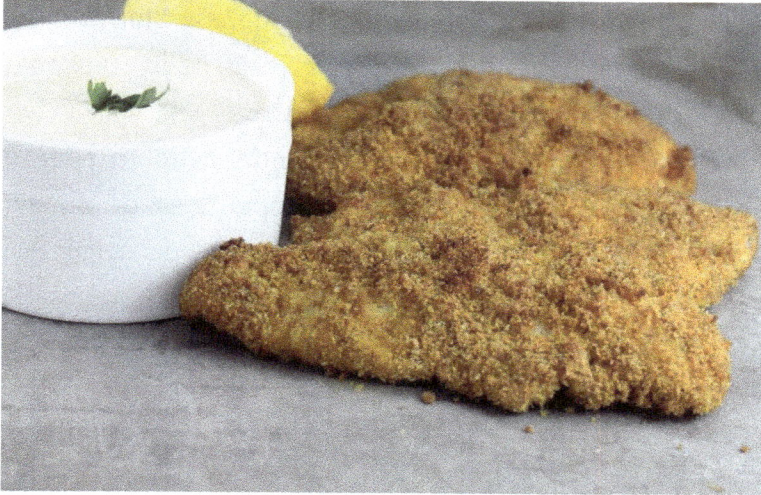

INGRÉDIENTS

- .500 g de poitrines de poulet.
- 2 oignons blancs.
- 1 poivron rouge.
- 3 cuillères à café de crème légère
- .1 cuillère à soupe d'huile de tournesol.
- 1 cuillère à café de curry en poudre.
- sel et poivre

PRÉPARATION

1. Couper les poitrines de poulet en fines lanières. Eplucher et hacher grossièrement l'oignon. Retirez la tige et les graines du poivron et coupez-le en lanières.

141

2. Dans une poêle, faire chauffer l'huile et faire dorer la viande et les oignons. Ajouter les lanières de poivrons et poursuivre la cuisson à feu moyen pendant 10 minutes.
3. Déglacez le jus de la viande avec la crème fraîche, assaisonnez et saupoudrez de curry. Servez vos aiguillettes de poulet au curry.

16. Brochettes De Fromage De Chèvre Aux Champignons

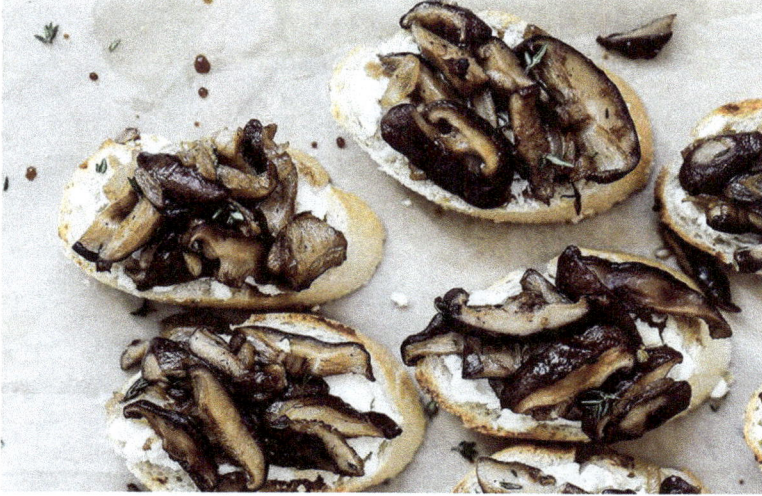

INGRÉDIENTS

- .12 petites pommes de terre neuve.
- 2 gousses d'ail.
- 375 g de fromage de chèvre frais.
- 8 champignons de Paris.
- 8 feuilles de laurier.
- huile de brossage.
- sel et poivre noir fraîchement moulu.

sauce épicée:

- .5 cuillères à soupe d'huile de sésame.
- 1 poivron rouge épépiné et haché.
- 1 gousse d'ail écrasée.

- 1 cuillère à soupe d'harissa.
- 6 cuillère(s) à soupe de bouillon de légumes chaud.
- 2 cuillères à café de cassonade.
- 3 cuillères à café de sauce soja.
- 1 cuillère à soupe de jus de citron vert

PRÉPARATION

1. Placer les pommes de terre dans une casserole d'eau, porter à ébullition, puis chauffer pendant 15 à 20 minutes jusqu'à ce qu'elles soient bien cuites.
2. Égoutter et laisser refroidir complètement.
3. Coupez les deux gousses d'ail en fines lamelles. Utilisez un couteau tranchant pour couper les pommes de terre et insérez les tranches d'ail à l'intérieur.
4. Couper le fromage en douze morceaux assez gros. Alternez les aliments sur quatre brochettes, en commençant par les petites pommes de terre à l'ail, puis le fromage, le laurier et les champignons. Badigeonnez-les d'huile et assaisonnez (voir photo ci-dessus). Livre.
5. Pour la sauce, faire chauffer l'huile de sésame dans une petite poêle, ajouter le piment et cuire 1 minute. Incorporer le

beurre chaud, l'ail, la harissa, le bouillon de légumes, le sucre, la sauce soja et le jus de citron. Garder au chaud.

6. Faire griller indirectement les brochettes à feu moyen pendant 10 minutes.
7. Retournez-les une fois à mi-cuisson et attendez que les légumes soient tendres et que le fromage prenne une belle teinte dorée.
8. Placer les brochettes sur les assiettes et arroser de sauce piquante piquante.

Conseil:

1. Les champignons absorbent beaucoup les liquides, alors assurez-vous de badigeonner les ingrédients collés sur les brochettes avec de l'huile.
2. Vos brochettes de chèvre aux champignons sont prêtes, bonne dégustation !

17. Courgettes à la menthe et au houmous

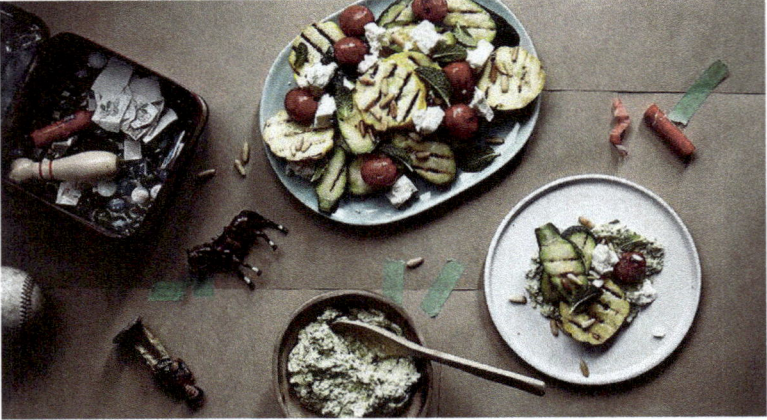

INGRÉDIENTS

- Hoummous
- 225 g de petits pois Poussin.
- 2 gousses d'ail hachées grossièrement.
- 3 cuillère(s) à soupe de jus de citron.
- 4 cuillères à soupe de pâte de tahini.
- 5 cuillère(s) à soupe d'huile d'olive.
- 1 cuillère à café de cumin moulu
- .sel et poivre noir fraîchement moulu.

courgettes à la menthe :.

- 1 cuillère à soupe de menthe fraîche finement hachée.
- 675 g de courgettes moyennes avec leur peau.
- huile d'olive pour l'éclat.

- 10 olives noires en quartiers.
- piment de cayenne

LES PRÉPARATIFS

1. Pour le houmous, égoutter et rincer les pois chiches.
2. Gardez le jus. Écrasez-les avec 1 à 2 cuillères à soupe de jus.
3. Ajouter l'ail, le jus de citron, la pâte de tahini. Mélanger à nouveau pour obtenir une purée légère.
4. Incorporer 45 ml d'huile d'olive. Ajouter le cumin, bien assaisonner et
5. Mélangez brièvement. Placez le tout au réfrigérateur. Dans un grand bol, mélanger le reste d'huile d'olive avec la menthe hachée, puis laisser reposer.
6. Pour les courgettes à la menthe, couper les courgettes en deux dans le sens de la longueur, puis les badigeonner d'huile d'olive. Faites-les griller directement sur un barbecue à feu moyen pendant 8 minutes, jusqu'à ce qu'elles soient tendres, en les retournant une fois. Retirez-les du feu et coupez les moitiés de courgettes en trois.

7. Mettez-les dans le bol avec la menthe et mélangez bien. Assaisonner et laisser reposer.
8. Déposez une bonne cuillerée de houmous sur chaque morceau de courgette.
9. Garnir cette purée crémeuse d'un quartier d'olive et saupoudrer de piment
10. Cayenne.
11. Disposez joliment sur une assiette et servez frais.

18. Salade D'Asperges Grillées Au Parmesan

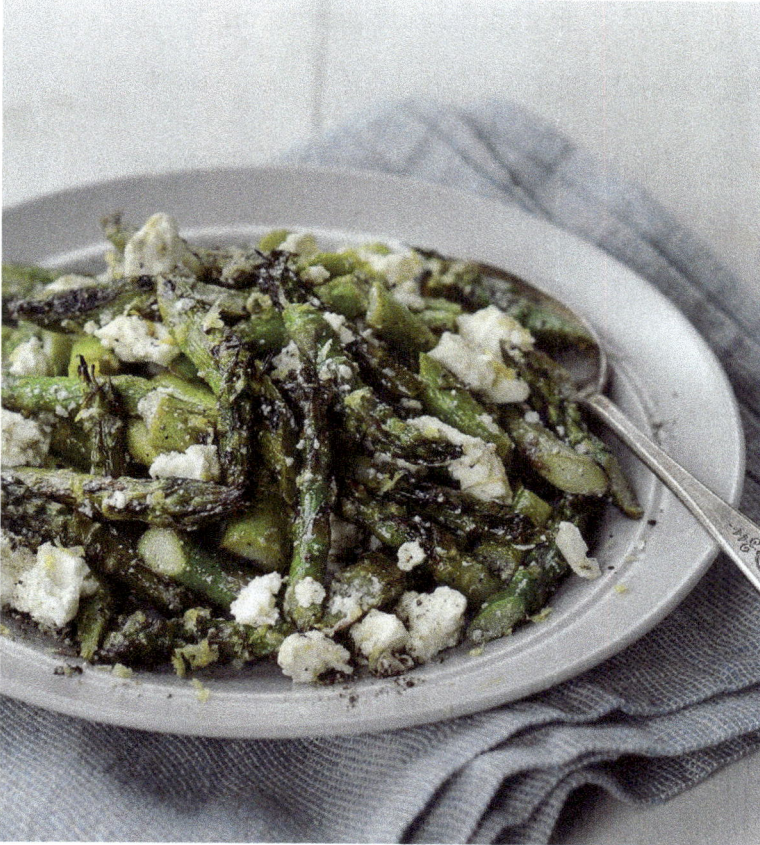

INGRÉDIENTS

- 24 asperges.
- Huile de brossage.
- 75 g de feuilles de roquette.
- 1 bouquet de basilic frais, haché
- .3 cuillère(s) à soupe d'huile d'olive.
- 2 cuillère(s) à soupe de vinaigre balsamique.

- sel et poivre noir fraîchement moulu.
- 175 g de copeaux de parmesan

PRÉPARATION

1. Pour préparer une salade d'asperges grillées au parmesan :
2. Peler les asperges de la pointe à la base et retirer la partie dure de la tige.
3. Badigeonnez-les d'huile et faites-les griller directement sur la grille de cuisson du barbecue à feu moyen pendant 5 à 6 minutes. Retournez-les une fois à mi-cuisson et laissez cuire jusqu'à obtenir les marbrures dues au gril. Laisser refroidir puis couper en morceaux.
4. Mélanger les feuilles de salade, le basilic haché et les asperges dans un bol.
5. Préparez séparément une petite vinaigrette en mélangeant l'huile d'olive, le vinaigre balsamique, le sel et le poivre.
6. Juste avant de servir, assaisonnez la salade de vinaigrette et saupoudrez de copeaux de parmesan.

19. Tartare De Veau Et Salade De Roquette

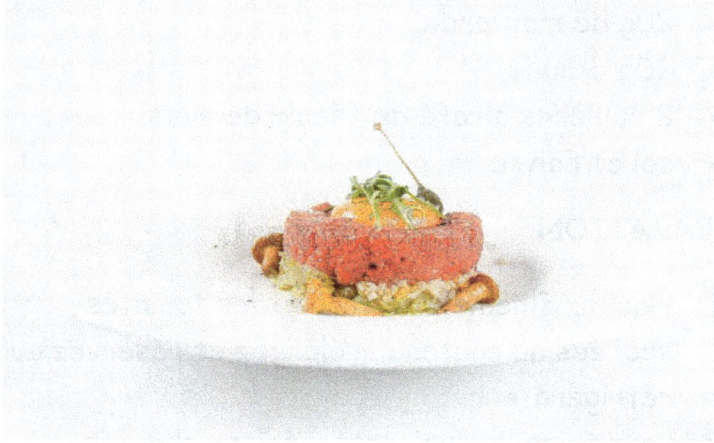

INGRÉDIENTS

- .400 g de veau à la noix ou sous la noix.
- 100 g de roquette.
- 20 chips triangulaires saveur fajita.
- 2 jaunes d'oeufs.
- 30 g d'oignons nouveaux.
- 25 g de cornichons.2
- 5 g de câpres.
- 12 g de persil haché.
- 50g de moutarde.
- 15 g de sauce Worcestershire.
- 60 g de tomates séchées
- .12 goutte(s) de tabasco.
- 1 dl de vinaigre balsamique.
- sel poivre.
- pour la vinaigrette minceur :.

- 200 g d'eau. 40 g de vinaigre de vin.
- 20g de moutarde.
- 40g d'huile.
- 2 cuillères à café de fécule de maïs.
- sel et poivre

PRÉPARATION

1. Hachez finement le veau et les tomates séchées au couteau, mélangez et réservez au réfrigérateur.
2. Pour faire la vinaigrette, faites chauffer l'eau, mélangez-la avec la fécule de maïs et laissez refroidir. Mélanger la moutarde, le sel, le poivre, le vinaigre et enfin l'huile. Mélanger les deux préparations dans une grande bouteille et agiter vigoureusement pour rendre la vinaigrette homogène. Reste cool.
1. 3.Réduire le vinaigre balsamique jusqu'à ce qu'il soit très légèrement sirupeux et laisser refroidir.
3. Hacher finement la ciboule, les cornichons, les câpres et le persil et les recueillir dans un bol. Ajouter le jaune d'œuf, la moutarde, la sauce Worcestershire et le tabasco.
4. Trier, laver la roquette et la garder au frais dans un torchon.

Finition:

1. Mélanger le veau haché avec la préparation de tartare et rectifier l'assaisonnement.
2. Assaisonner la salade avec un peu de vinaigrette.

Dressage:

1. Dans une grande assiette plate : Disposer en étoile 5 petits tas de tartare de veau moulés dans un emporte pièce de 4cm de diamètre. Placer la salade au centre de l'assiette et garnir de vinaigre balsamique réduit. Piquer une puce sur chaque cercle de tartare. Servir frais.

Conseils :

1. Vous pouvez utiliser du vrai vinaigre balsamique de Modène, dans ces cas, il ne doit pas être réduit.

20. Tartare de Tomate

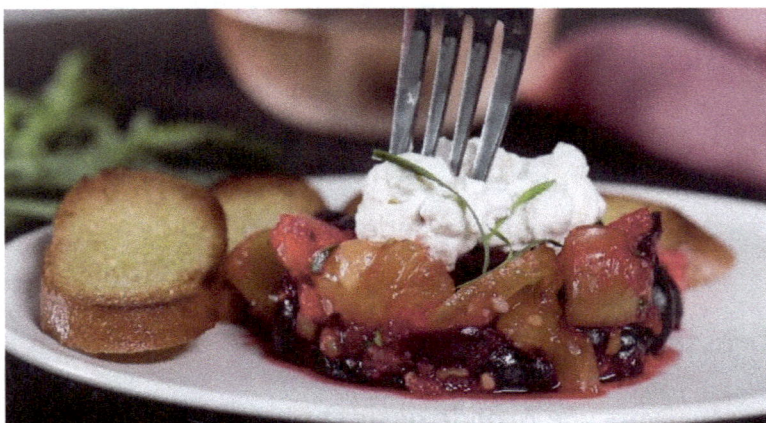

INGRÉDIENTS

- .2 à 3 tomates en grappe par personne.
- 2 cuillère(s) à café d'huile d'olive millas.
- 1 cuillère à café de vinaigre de banyuls
- .quelques feuilles de basilic frais.
- fleur de sel

PRÉPARATION

1. Coupez la chair en cubes d'environ 5 millimètres de côté. Selon leur taille, épépinez les tomates. Assaisonner les dés avec de l'huile d'olive et 1 c. à c. de vinaigre.
2. Ajouter du basilic frais. Assaisonner avec la fleur de sel du Roussillon.
3. Présentez cette entrée comme un tartare en empilant les dés de tomates parfumés sur une

petite assiette. Dans le cas de tomates plus grosses, enfilez les morceaux sur une pique en bois, en alternant avec un cube de mozzarella bio ou de crevettes grillées.

4. Vous pouvez utiliser vos grappes de tartare de tomates avec un œuf poché ou un veau au milieu de l'assiette, accompagné de pain grillé.

21. Salade de pamplemousse

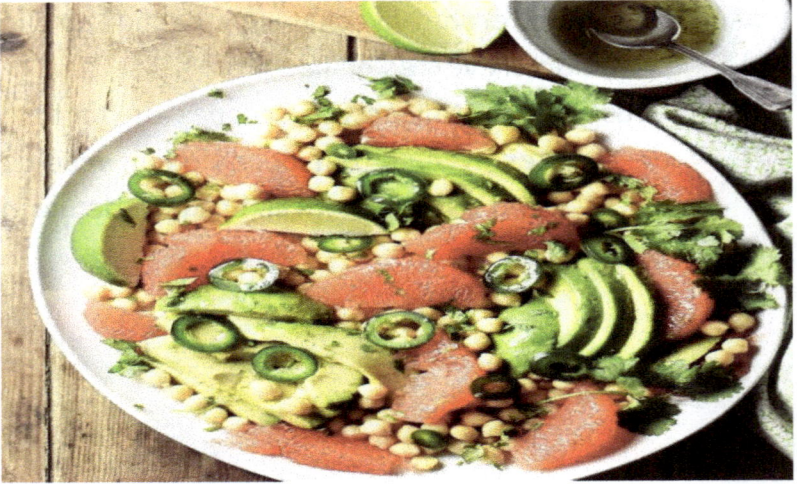

INGRÉDIENTS

- .2 pamplemousses jaunes.
- 3 pamplemousses roses.
- 200 g de sucre semoule ou vergeoise blonde.
- 1/2 l d'eau.
- 1 gousse de vanille
- .1 citron non traité.
- 2 cuillère(s) à soupe de grenadine rouge.
- 2 cuillère(s) à soupe de sirop d'orge (vous pouvez en trouver dans les magasins bio).
- 1 brin de menthe fraîche

PRÉPARATION

1. Préparez le sirop : mettez le sucre dans une casserole avec l'eau. Ajouter la gousse de vanille fendue dans le sens de la longueur et bien grattée, le zeste de citron finement râpé et son jus.
2. Porter à ébullition, jusqu'à consistance sirupeuse.
3. Pendant ce temps, épluchez les pamplemousses crus et coupez-les en quartiers.
4. Lorsque le sirop est prêt, ajoutez la grenadine et le sirop d'orge hors du feu. Dissoudre.
5. Mélanger tous les quartiers de pamplemousse dans un saladier et les saupoudrer délicatement de sirop bouillant (enterrer la gousse de vanille au centre).
6. Laisser macérer jusqu'à refroidissement du sirop.
7. Mettre au réfrigérateur jusqu'au moment de servir.
8. Au moment de servir, décorez de brins de menthe hachés.
9. Servez votre salade de pamplemousse frais.

22. pamplemousses rôtis aux amandes

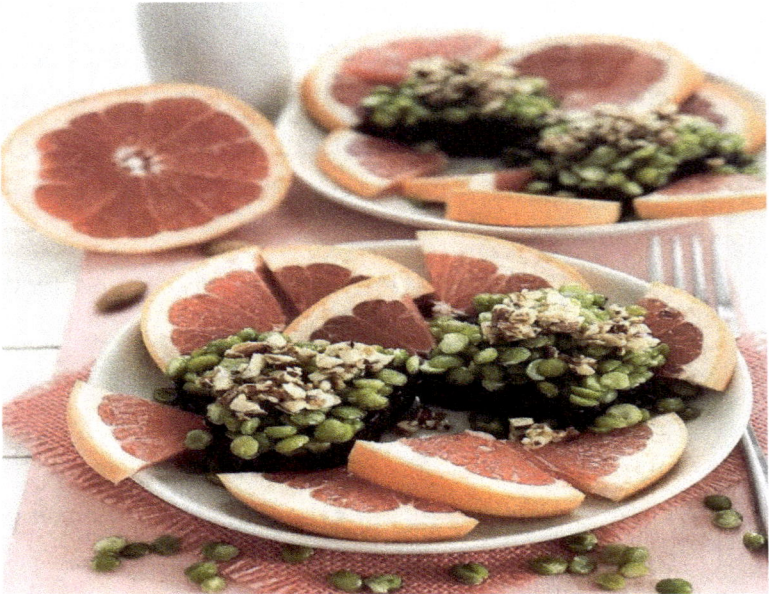

INGRÉDIENTS

- .4 pamplemousses roses.
- 4 cuillère(s) à soupe de cassonade ou de vergeoise.
- 1 boule(s) de café cannelle en poudre
- .4 cuillère(s) à soupe d'amandes effilées.
- glace au sucre

PRÉPARATION

1.1 - Coupez les pamplemousses en deux et égalisez leur base à l'aide d'un couteau pour qu'ils soient stables.

2.2 - A l'aide d'un petit couteau spécial, détacher les quartiers des membranes, sans les retirer du fruit.

3.3 - Placer les demi-pamplemousses sur la plaque du four recouverte de papier aluminium ménager.

4.4 - Mélanger la cassonade (ou la vergeoise) avec la cannelle, puis saupoudrer chaque moitié de pamplemousse de ce mélange.

5.5 - Les placer dans la partie supérieure du four, position grill, pendant 7 à 8 minutes.

6.6 - Faire revenir les amandes dans une poêle anti-adhésive, sans matière grasse, pendant quelques minutes.

7.7- Pour servir, répartir les amandes sur les moitiés de pamplemousse et saupoudrer de sucre glace .

8.8 - Servez vos pamplemousses grillés avec des amandes tièdes.

23. Papillote de sole et chutney de pamplemousse

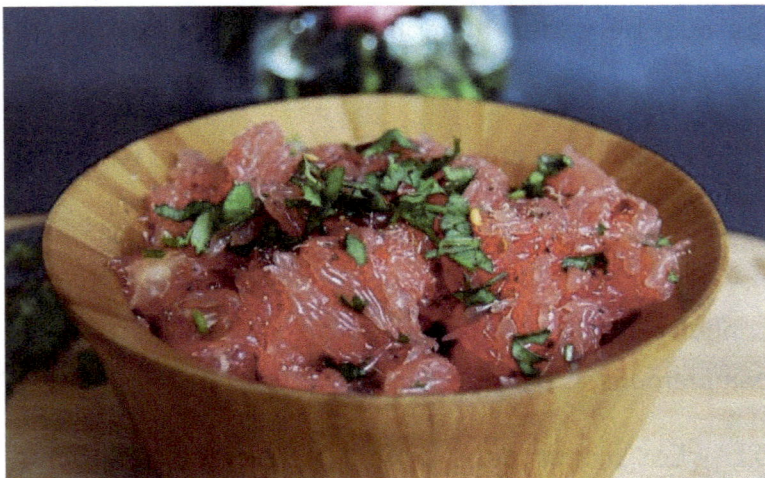

INGRÉDIENTS

- .4 filets de sole.
- 2 pamplemousses roses de Floride.
- 2 pommes reinette ou golden.
- 10 cl de vinaigre balsamique.
- 4 cuillère(s) à soupe de sucre.
- 1 pincée de piment d'Espelette
- .2 gousses d'ail.
- 1 cuillère à café de gingembre frais râpé ou en poudre.
- sel et poivre.
- 1 filet d'huile d'olive.
- un sachet de salade de jeunes pousses

PRÉPARATION

1. Épluchez les pamplemousses et les pommes, puis coupez-les en petits morceaux.
2. Eplucher et écraser l'ail avec un couteau.
3. Mettre les fruits dans une casserole avec le vinaigre balsamique, le sucre, le piment d'Espelette, l'ail, le gingembre, l'huile d'olive, le sel et le poivre.
4. Laisser mijoter une demi-heure à feu doux en remuant souvent avec une cuillère en bois.
5. Le chutney doit ressembler à une compote ou à une confiture.
6. Rouler les filets de sole sur eux-mêmes en terminant par la queue. Étaler une cuillerée de chutney sur chaque filet de sole, les placer par paires dans une feuille de papier cuisson puis réaliser une papillote.
7. Cuire les filets de sole à 180° pendant 10 à 12 minutes.
8. Servir immédiatement avec une poignée de jeunes pousses de salade.

24. Burger pomme verte, pamplemousse, aiglefin et grenade

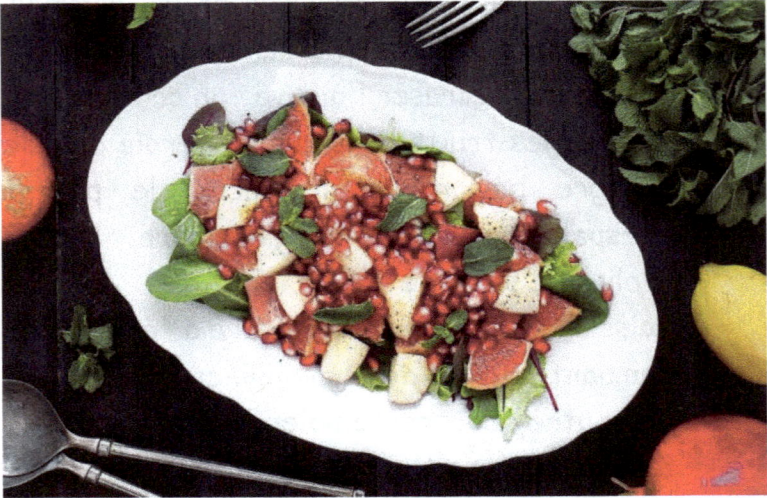

INGRÉDIENTS

- .1 pomme verte granny smith.
- 2 pamplemousses roses de Floride.
- 300 g d'aiglefin fumé.
- 1 grenade, 1 poignée de roquette.
- 300 ml de lait.
- 125 ml d'eau, 1 cuillère(s) à café de graines de sésame
- .2 craquelins au sésame.
- 1 cuillère à soupe d'huile de colza.
- 1 cuillère à soupe d'huile d'olive.
- 1 pincée de sel.
- 1 pincée de poivre.

- le jus d'un demi citron

PRÉPARATION

1. Matériel : 2 mini brochettes
2. Eplucher les pamplemousses de Floride crus et retirer les suprêmes (segments sans peau), au-dessus d'un bol pour en récupérer le jus. Réserve.
3. Coupez la grenade en deux et récupérez les graines.
4. Cuire le filet d'aiglefin 5 minutes dans le mélange lait-eau. Puis égouttez-le et laissez-le refroidir. Une fois refroidi, émietter le haddock.
5. Mélanger les graines de grenade, les quartiers de pamplemousse et l'aiglefin dans un bol. Ajouter l'huile de colza, l'huile d'olive et le jus de pamplemousse. Sel et poivre.
6. Videz la pomme verte, coupez quatre tranches d'un demi-centimètre d'épaisseur en travers.
7. Sur chaque assiette, placez une tranche de pomme, placez le mélange de pamplemousse et d'aiglefin, puis refermez le burger avec une deuxième tranche de pomme verte.

Saupoudrer de graines de sésame et piquer avec une mini brochette.

8. Servir les hamburgers avec de la roquette et des craquelins.

25. Jus de Pamplemousse, Carottes Et Gingembre Frais

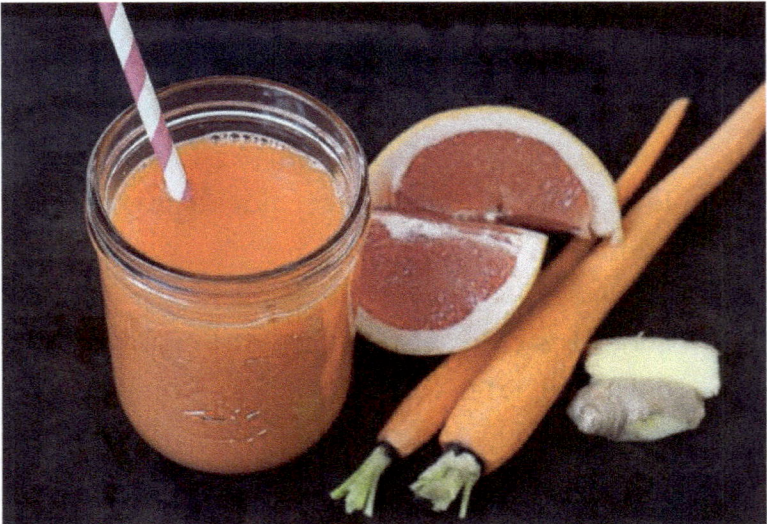

INGRÉDIENTS

- 4 pamplemousses roses de Floride.
- 8 carottes
- 2 cm de gingembre frais

PRÉPARATION

1. Laissez refroidir les carottes et le pamplemousse au réfrigérateur pendant environ 30 minutes pour que le jus soit frais.
2. Épluchez les carottes et la racine de gingembre. Extraire ensuite les jus, à l'aide d'une centrifugeuse.
3. Pressez ensuite les pamplemousses dans un presse-agrumes.
4. Mélangez les jus et dégustez sans attendre !

26. Gaspacho vert, rouleaux de crabe d'été

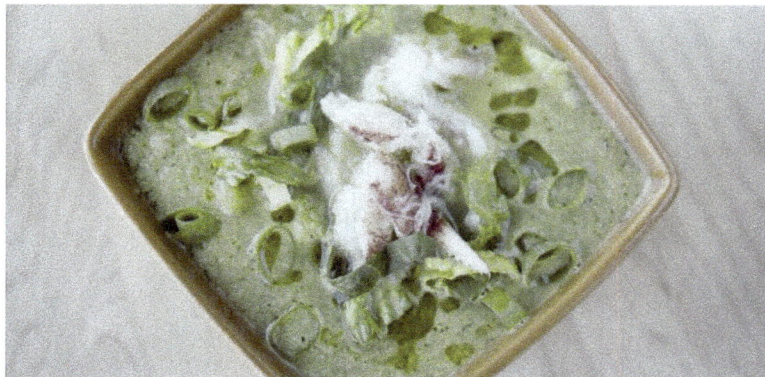

INGRÉDIENTS

Le gaspacho

- 200 g de branche de céleri.
- 200g de fenouil.
- 1 petit oignon blanc

- .1/3 de concombre.
- 1 avocat.huile d'olive sel, poivre
- Rouleaux; Bobines
- .8 galettes de riz de 15 cm de diamètre.
- 1 carotte.1/3 de concombre.
- 1 pomme grannysmith.
- 1 cuillère(s) à soupe de basilic
- .1 cuillère(s) à soupe de menthe.
- 1 cuillère(s) à soupe de coriandre.
- 150 g de chair de crabe.
- 1 pamplemousse jaune.
- huile d'olive

Servir

- .1 pomme grannysmith.
- 1 carotte.1/3 concombre
- .1 cuillère(s) à soupe de basilic.
- 1 cuillère(s) à soupe de menthe.
- 1 cuillère(s) à soupe de coriandre

PRÉPARATION

1. Rincez le céleri, le fenouil et l'oignon et émincez-les. Les faire suer dans un filet d'huile, déglacer à l'eau puis mélanger le tout. Laisser refroidir puis ajouter, tout en mélangeant, le concombre et l'avocat. Saler et poivrer et réserver au réfrigérateur.

2. Préparez les rouleaux : épluchez la carotte et coupez-la en julienne avec le concombre et la pomme. Mélanger la chair de crabe avec le jus de pamplemousse, la julienne et les herbes hachées. Arroser d'un bon filet d'huile d'olive et laisser égoutter dans une passoire.

3. Mouiller les galettes de riz pour les ramollir et garnir chacune avec 1/8 du mélange de crabe. Rouler les crêpes en emprisonnant la farce. Conserver au frais dans une boite hermétique.

4. Coupez quelques morceaux de pomme et de carotte puis coupez le reste en petits cubes, avec le dernier tiers du concombre. Mélanger les dés avec le reste des herbes.

5. Répartir les fruits et légumes coupés en dés dans quatre bols. Ajouter les morceaux de carotte et de pomme. Versez le gaspacho dans un ruisseau et servez le reste dans une saucière. Servir avec des rouleaux de crabe.

27. Carpaccio De Morue Aux Fraises, Asperges Et Salade Mixte

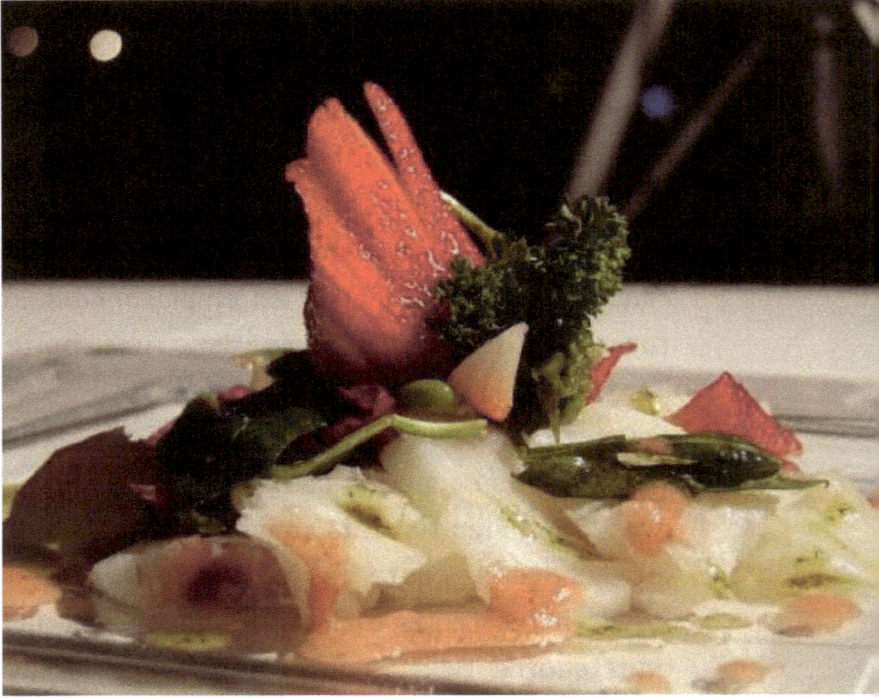

INGRÉDIENTS

- Morue dessalée 300 gr Metapontino
- fraises 100 gr
- Asperges 50gr
- Roquette 20 gr
- Fleurs de bourrache 10 gr
- Poivron jaune 10 gr
- Fèves fraîches 20 gr
- Huile ex. Vierge de Ferrandina 100 gr

- Sel de maldon au goût citron 4 tranches

POUR LE PANSEMENT

- 1 Fraises 100 gr
- Menthe 10 gr Huile
- ex. vierge de Ferrandina 50 gr
- 2 Basilic 50 gr
- Huile ex. Vierge de Ferrandina 50 gr.

PRÉPARATION

1. Dessaler la morue pendant au moins 24 heures. Trancher finement avec un couteau et assaisonner avec de l'huile d'olive extra vierge. Nettoyez et lavez les fraises avec le reste des légumes, coupez chaque légume dans une forme différente.
2. La fraise doit être coupée en quartiers, mettre le tout dans un bol et mélanger délicatement, créant ainsi la salade qui accompagnera la morue.

POUR LE PANSEMENT

1. Mélanger les fraises, l'huile et la menthe dans un verre spécial. Renouveler la même préparation avec le basilic et l'huile pour la seconde vinaigrette.

2. Disposez les tranches de cabillaud dans une assiette creuse, posez la salade dessus et assaisonnez avec les deux vinaigrettes, puis ajoutez quelques tranches de citron.

28. Salade De Seiches En Sauce Aigre-douce

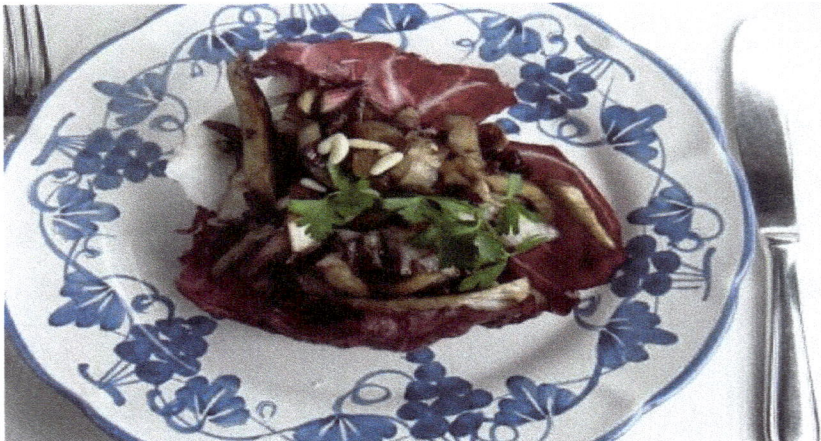

INGRÉDIENTS

- 550 g de seiche fraîche
- 30 g de raisins secs
- 20 g de pignons de pin
- 80 g d'huile
- 60 g de raisin rosé vinaigré
- Sel au goût
- Persil en feuilles
- 1 tête de radicchio

PRÉPARATION

Nettoyer les seiches et les blanchir dans l'eau, les nageoires et le tissage prennent plus de temps. Refroidir et couper en juliennes.

Nettoyez le radicchio et coupez-le finement.

Dans un bol en acier, mélanger la seiche, le radicchio, les raisins secs, les pignons, le vinaigre, l'huile, le sel et une cuillère à café de sucre.

Laisser mariner et parfumer. Servir dans une feuille de radicchio. Décorez de feuilles de persil.

29. Carpaccio Coronello Et Tomates Cerises Séchées

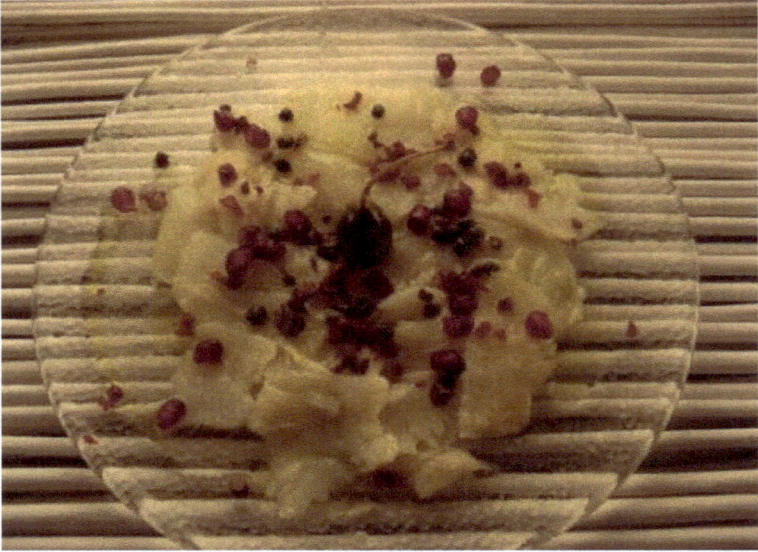

INGRÉDIENTS:

- Coronello (filet de stockfish) 500gr.
- Tomates cerises séchées
- Olives noires
- Huile d'olive vierge extra
- poivre blanc
- Câpres "lacrimelle"
- Grenade ou fraises des bois (selon la saison)

PRÉPARATION

1. Le composant principal de ce plat, mais comme tous les plats, en plus de la fraîcheur de tout

ingrédient, réside dans la haute qualité du stockfish et dans le bon salage, sinon vous risquez de bouleverser la simplicité du plat lui-même.

2. Le Coronello est épluché et le plat est monté comme si les branchies étaient autant de pétales. C'est une sorte de tapenade d'olives et de tomates cerises et repose harmonieusement sur les pétales de coronello, avec les câpres dessalées.

3. Décorez le tout de grains de grenade ou de fraises marinées.

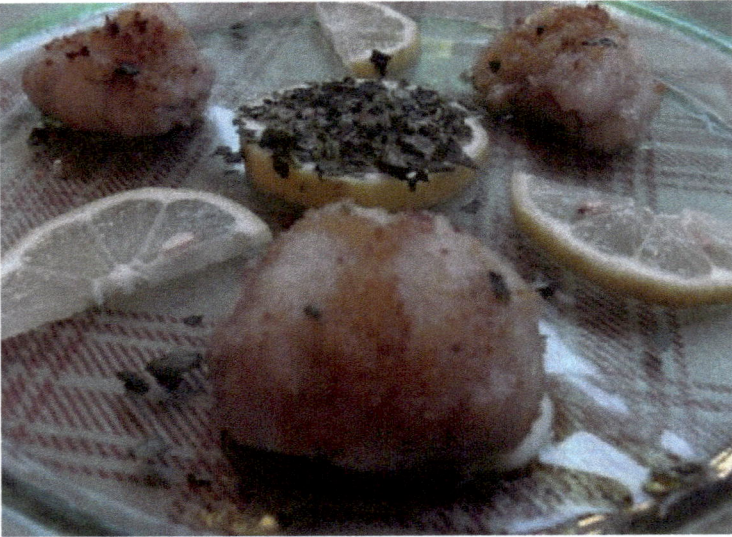

INGRÉDIENT

- 2 kg de drapeau de poisson
- 150g de fromage fumé
- pain râpé
- Huile d'olive vierge extra
- sel, câpres, ail et persil
- Filet le poisson drapeau en faisant des filets de 30 cm chacun.

PRÉPARATION

1. Composez la garniture avec une noix de provola fumée, du pain râpé, des câpres et de l'ail émincé, enveloppez les filets sur eux-

mêmes, panez-les dans la chapelure. Cuire à une température de 180° pendant environ 5-7 minutes.

2. Versez un filet d'huile d'olive extra vierge sur les filets et décorez de feuilles de persil.

31. Spaghetti Marinara

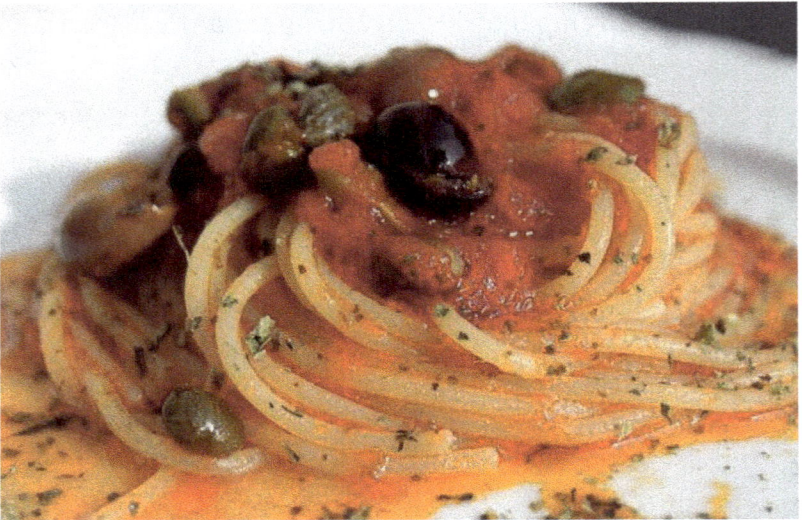

INGRÉDIENT

- Tomate San Marzano fraîche ou pelée 500 gr
- Olives noires Gaeta 50 gr
- Câpres dessalées 50 gr
- Huile d'olive extra vierge 80 gr
- Ail 1 gousse
- Origan, sel au goût
- Spaghetti 350 gr

PRÉPARATION

1. Laissez l'ail aller dans l'huile.
2. Retirez-le blond. Ajouter les tomates, les olives, les câpres et cuire un quart d'heure.

3. Goût pour le sel.
4. Abaissez les pâtes et retirez-les al dente. Ajouter les spaghettis à la sauce et ajouter beaucoup d'origan.
5. Sautez sur l'assiette.

32. Vermicelles à l'encre de seiche

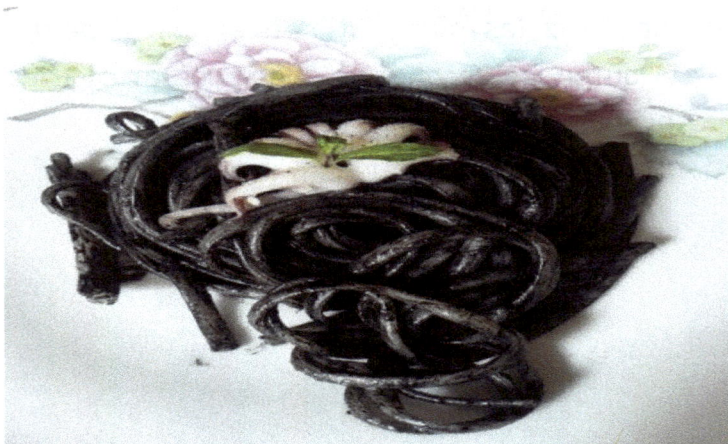

INGRÉDIENT

- 320 grammes de linguine, vermicelle ou spaghetti, voire spaghettoni
- 3 poches d'encre de seiche très fraîche
- 250 gr. de seiche
- 1 gousse d'ail
- Un citron très frais
- Huile d'olive vierge extra
- Feuilles de menthe fraîche

PRÉPARATION

1. Nettoyez bien les seiches, épluchez-les et ramassez soigneusement les sacs noirs et mettez-les de côté. Faire revenir dans une grande poêle 8 cuillères à soupe d'huile

d'olive extra vierge avec l'ail entier et juste écrasé, verser les seiches bien séchées coupées en petits morceaux et faire revenir 2 minutes.

2. En même temps, faites cuire les vermicelles ou les spaghettis ou même les spaghettis dans de l'eau salée abondante.

3. Dans un bol mélanger les pâtes noires de seiche dans très peu d'eau de cuisson et la verser dans la poêle avec la sauce de seiche en mélangeant bien.

4. Égoutter les pâtes al dente quelques minutes à l'avance et terminer la cuisson en les faisant sauter à la poêle avec la vinaigrette de la seiche et le noir, 2 gouttes de citron chacun et, si nécessaire, ajouter l'eau de cuisson des pâtes.

33. Rubans Avec Thalli Et Thon

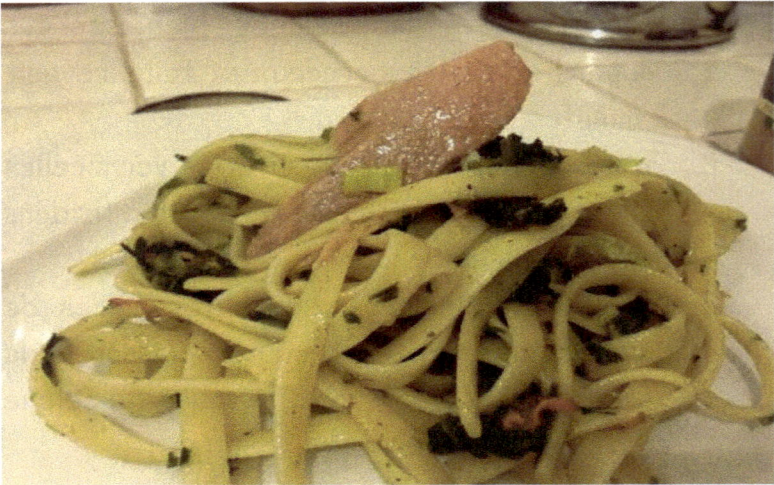

INGRÉDIENT

- 200 g de rubans
- 200 g de graines de courgettes
- 100 g de thon réserve Callipo gold
- 2 cuillères à soupe d'huile d'olive
- poivre
- Ail

PRÉPARATION

1. Pendant que les pâtes cuisent, prenez les thalles propres et coupés en lanières, passez-les rapidement dans l'eau bouillante.
2. Sur une poêle faire suer l'ail puis le retirer.
3. Ajouter les thalles , Retourner rapidement.

4. Égoutter les pâtes al dente puis les ajouter aux thalles
5. Encore une minute éteindre le feu , ajouter le thon et retourner Pepate
6. Vous pouvez servir

34. Thon Rouge Aux Deux Sésame

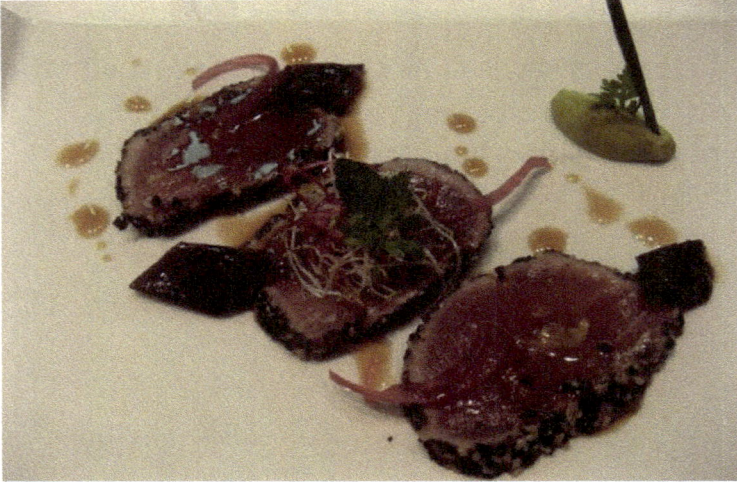

INGRÉDIENTS

- 180gr de thon rouge sicilien
- 30 gr de mélange sésame blanc et noir
- 25 grammes d'avocat
- 25gr d'aubergine
- 15g de gingembre confit
- 20g de sauce soja
- Sel et poivre et huile au goût

PRÉPARATION

1. Filetez et nettoyez le thon rouge, coupez-le en filets et passez-le au sésame. Blanchir les filets à feu vif et les couper en médaillons. Coupez séparément les aubergines en

lamelles, faites-les frire et faites-les mariner dans du soja.

2. Couper les oignons rouges et cuire dans une sauce aigre-douce, éplucher l'avocat et le mixer avec un peu d'huile et un trait de citron

3. Déposer les médaillons de thon sur l'assiette et ajouter les aubergines, le gingembre confit, les quennelles d'avocat, la micro-salade et le cerfeuil et assaisonner avec la sauce soja.

35. Champignons au pesto

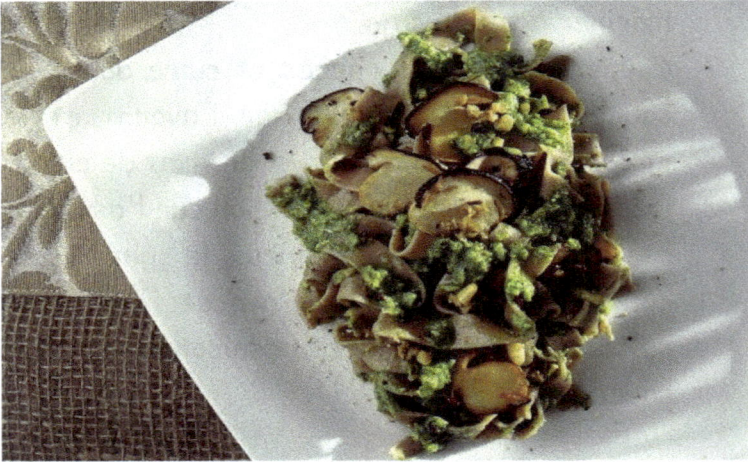

INGRÉDIENTS

- Poivre à goûter
- 1 gousse d'ail
- 200 gr de farine de châtaigne
- 1 verre d'huile d'olive extra vierge
- 240 gr de farine
- 200 gr de cèpes
- 3 cuillères à soupe d'huile d'olive
- sel à goût
- 2 brins de thym
- 4 œufs
- 1 verre de vin blanc
- 1 bouquet de basilic
- 1 bouquet de persil

PRÉPARATION

1. Tamisé à la fontaine gr. 240 de farine blanche et gr. 200 de farine de châtaigne.
2. Ajouter une pincée de sel, casser 4 œufs au centre et les battre. Pétrir la pâte jusqu'à ce qu'elle devienne lisse et homogène.
3. Laissez reposer 30 minutes, étalez la pâte et coupez les nouilles. Pendant ce temps, vous avez nettoyé gr. 200 cèpes frais, les émincer et les faire revenir dans une poêle avec une gousse d'ail hachée, 2 brins de thym et 3 cuillères à soupe d'huile.
4. Arrosez les champignons d'un petit verre de vin blanc, laissez évaporer, salez et poivrez et hachez-les au mixeur.
5. Préparez un pesto avec un bouquet de persil, un de basilic, 10 amandes pelées, du sel, du poivre et un petit verre d'huile d'olive extra vierge.
6. Mélanger les herbes hachées avec les cèpes.
7. Cuire les tagliatelles et assaisonner avec la sauce.

36. Haricots Verts Citron Aux Amandes

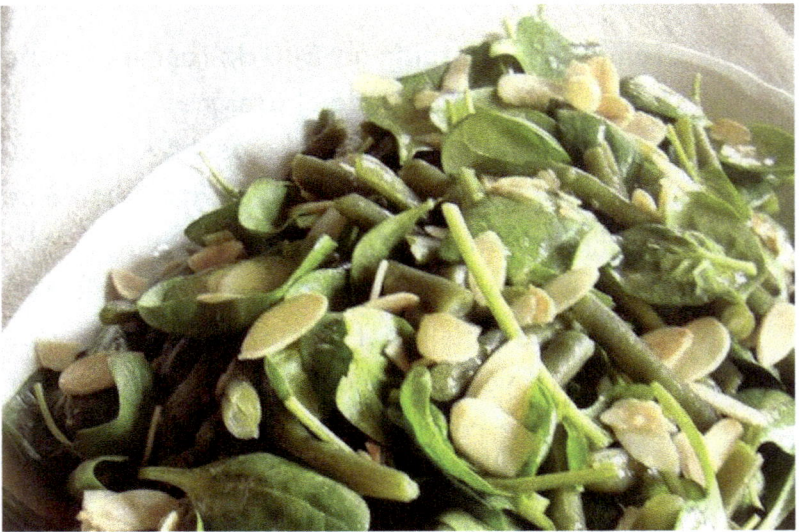

INGRÉDIENTS

- Haricots verts 500g
- Amandes 120 g
- Citron
- 3 cuillères à soupe d'huile d'olive extra vierge
- 4 cuillères à soupe de feuilles de betterave
- 150 g Sel au goût

PRÉPARATION

1. Salade de haricots verts et amandes
2. Préchauffer le four à 180°C. Faire griller les amandes sur une plaque allant au four pendant 5 minutes.

3. Salade de haricots verts et amandes
4. Ajouter les haricots verts et les cuire à la vapeur pendant environ 5 minutes jusqu'à ce qu'ils soient al dente. Emulsionner l'huile d'olive et le jus de citron dans un bol.
5. Salade de haricots verts et amandes
6. Ajouter une pincée de sel. Mettez les haricots verts, les amandes et les feuilles de betterave dans un grand bol. Verser la vinaigrette sur la salade et bien mélanger. Sers immédiatement.

37. Choux de Bruxelles sucrés et salés

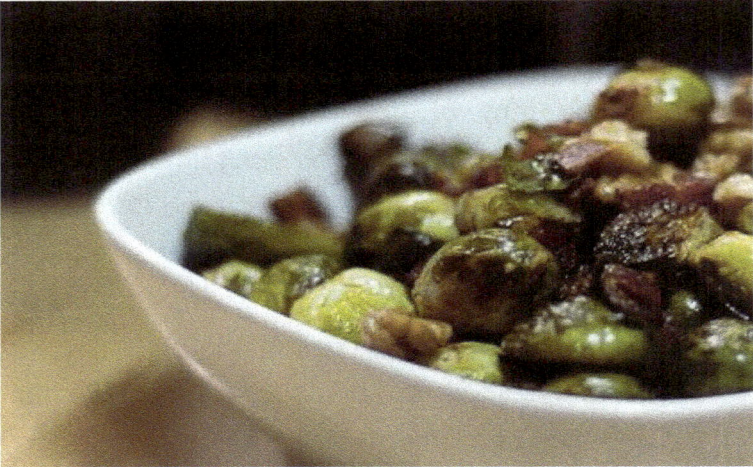

INGRÉDIENTS

- un paquet de choux de Bruxelles
- une échalote
- une cuillère à soupe de cassonade
- une cuillère à soupe de sauce soja
- 2 cuillères à soupe de vinaigre de pomme
- huile d'olive extra vierge au goût
- sel et poivre q. b
- une ronde de glaçage balsamique pour décorer

PRÉPARATION

1. Lavez soigneusement les pousses, retirez les feuilles extérieures, coupez-les en deux et

plongez-les dans de l'eau bouillante salée pendant dix minutes.

2. Pendant ce temps, faites mijoter un émincé échalote dans une poêle avec un filet d'huile d'olive extra vierge.

3. Ajouter les pousses égouttées de l'eau, la cuillère de sauce soja et bien assaisonner une dizaine de minutes. Ajouter également le vinaigre de pomme et laisser évaporer et faire caraméliser le sucre quelques minutes de plus jusqu'à cuisson complète.

4. Saler et poivrer et servir avec un filet de glaçage au vinaigre balsamique.

38. Patates douces caramélisées

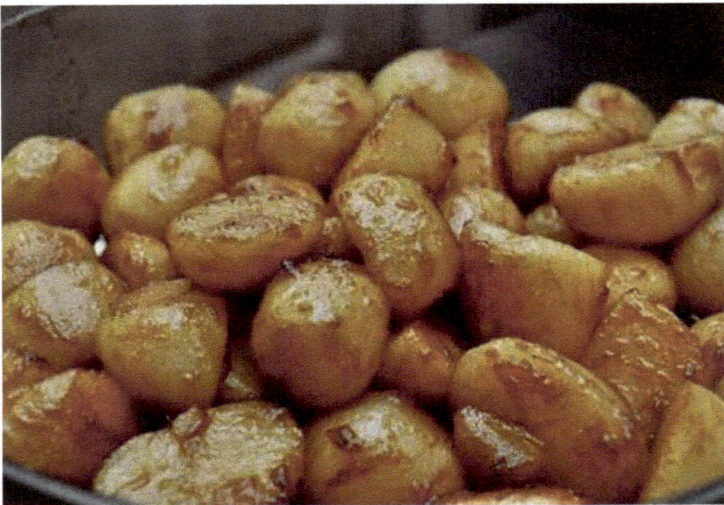

INGRÉDIENTS

Les ingrédients nécessaires pour préparer des pommes de terre caramélisées sont les suivants :

- 1 kilo de petites pommes de terre, préalablement épluchées et cuites.
- 85 grammes de sucre (environ 6 cuillères à soupe)
- 75 grammes de beurre (5 cuillères à soupe environ)

PRÉPARATION

1. Nous prenons les pommes de terre (pelées et bouillies) et les rinçons à

l'eau froide, puis les séchons et les réservons.

2. Maintenant, dans une casserole à feu moyen, faites fondre les 6 cuillères à soupe de sucre jusqu'à ce qu'il commence à dorer.

3. On ajoute le beurre au sucre dans la casserole, et quand on voit que le beurre arrête de bouillonner on ajoute les pommes de terre et on augmente un peu le feu.

4. Faites sauter les pommes de terre et retirez-les pour qu'elles ne collent pas ou ne brûlent pas. Quand ils sont dorés, nous les retirons du feu et les servons.

Il n'est pas recommandé de les réchauffer, et ils sont de préférence utilisés pour accompagner les viandes, qu'elles soient de porc ou de volaille.

Bon appétit!

39. Plat De Légumes Et Polenta

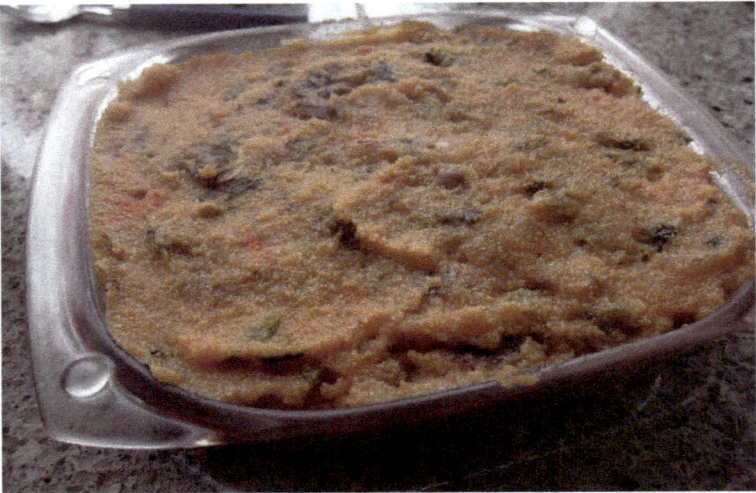

INGRÉDIENTS

- 125gr de polenta
- Des légumes
- 1 aubergine
- 1 champignon
- 2 branches de céleri
- 1 branche épaisse de brocoli
- 2 petits poivrons (un rouge et un vert)
- 1/2 oignon moyen
- 1 tasse de tomate concassée
- 1/2 verre d'eau
- 1 cuillère à café de paprika doux
- poivre blanc au goût
- Le sel

PRÉPARATION

1. Tout d'abord, nous lavons et coupons tous
    les légumes en lanières, tranches et cubes,
    selon notre préférence.
2. Le bouquet de brocoli est séparé en petits
    arbres, de manière à les manger en une
    bouchée.
3. Ensuite, dans une grande poêle on met 3 ou 4
    cuillères à soupe d'huile d'olive. Faire suer
    l'ail et l'oignon avec une pincée de sel. Nous
    remuons pendant 1 ou 2 minutes.
4. Lorsque l'oignon et l'ail commencent à
    devenir tendres, ajoutez les poivrons. Nous
    cuisons 3 ou 4 minutes en remuant
    fréquemment.
5. C'est maintenant au tour des corsages de
    brocoli et du céleri. Nous les ajoutons à la
    poêle et les faisons sauter avec le reste des
    légumes pendant 3 ou 4 minutes.
6. Enfin, nous incorporons l'aubergine et les
    champignons. A cette occasion nous allons
    resaler légèrement les légumes (surtout les
    aubergines et les champignons) et incorporer
    le reste des épices (paprika doux et poivre
    blanc). Bien mélanger pendant 3 ou 4
    minutes.

7. Arrosez maintenant tous les légumes avec la tomate concassée, et nous ajoutons également un demi-verre d'eau. Retirez le tout en intégrant bien et couvrez la casserole. Cuire à feu moyen environ 10 minutes en remuant de temps en temps.

8. Pendant ce temps, nous préparons la polenta. Dans une casserole, nous mettons de l'eau (trois fois la quantité de polenta que nous allons cuisiner) avec une cuillère à café de sel. Lorsqu'elle commence à bouillir, nous ajoutons lentement la polenta sous forme de pluie, en remuant constamment pour ne pas faire de grumeaux. Nous cuisons environ 5 minutes en remuant constamment jusqu'à ce que toute l'eau soit absorbée. Lorsque vous êtes prêt, retirez du feu.

9. Nous incorporons dans le pot où nous avons fait la polenta les légumes avec sa sauce tomate, mélangeons bien et passons le tout à la source où nous allons servir le gâteau de polenta aux légumes.

10. Laisser refroidir jusqu'à ce que la consistance de la polenta durcisse et qu'elle soit facile à couper.

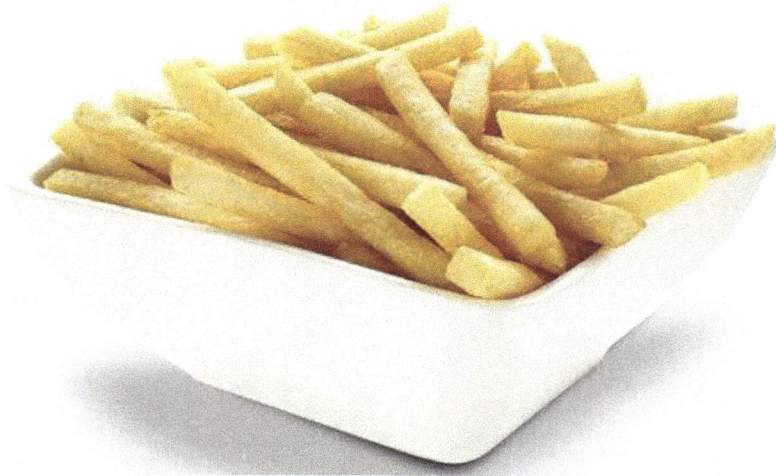

INGRÉDIENTS

- 2 pommes de terre moyennes
- 1 cuillère à soupe d'huile d'olive
- 1 sel et poivre au goût

PRÉPARATION

- Couper les pommes de terre en carrés
- Cuire les pommes de terre au micro-ondes 1 minute à la fois jusqu'à ce qu'elles soient légèrement tendres
- Préchauffer l'huile dans une poêle à feu moyen

- Ajouter les taters au micro-ondes dans l'huile et ajouter le sel et le poivre
- L'ajout d'oignons hachés est facultatif lors du chauffage de l'huile.
- Cuire jusqu'au croustillant doré désiré.

41. Brochettes de légumes

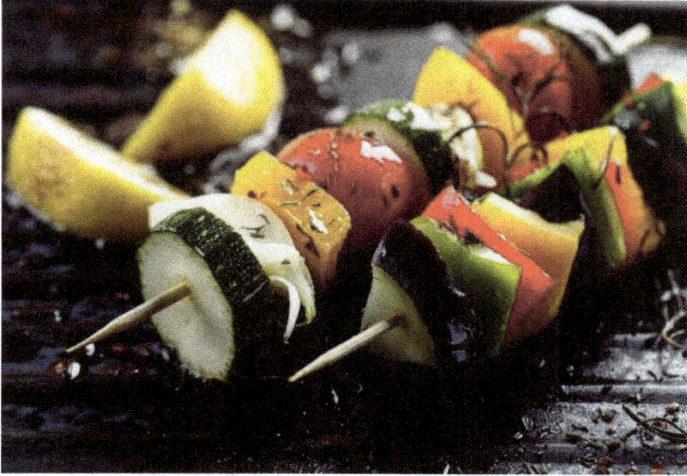

INGRÉDIENT

- 4 petits pains arabes
- demi oignon rouge
- salade iceberg au goût
- 600 grammes de seitan naturel
- mélange d'épices pour kebab (cumin, poivre noir, paprika doux, ail, basilic, oignon, moutarde)
- 1 concombre
- 1 gousse d'ail
- 2 tomates mûres
- 250 ml de yaourt de soja blanc sans sucre
- vinaigre de pomme au goût
- sel et huile au goût

PRÉPARATION

1. On commence par couper le seitan en fines tranches (il faut obtenir des "straccetti"), puis on les met dans une poêle avec un peu d'huile, une cuillère du mélange d'épices pour brochettes et environ 100 ml d'eau. Cuire et remuer en ajoutant de la saveur jusqu'à ce que l'eau soit absorbée.

2. Pendant ce temps préparer le nécessaire pour le sandwich. Rincez la salade sous l'eau courante, séchez-la avec un torchon et coupez-la en julienne.

3. Coupez également l'oignon en tranches très fines et faites de même avec les tomates après les avoir soigneusement lavées. Ensuite, épluchez le concombre et râpez-le. Mettez la pulpe obtenue dans une passoire et essorez-la bien pour éliminer l'excès d'eau.

4. Préparez ensuite la sauce. Dans un bol versez le yaourt, l'huile, le sel, une cuillère à soupe de vinaigre de pomme et la gousse d'ail coupée en deux. Ajouter le concombre et bien mélanger pour parfumer tous les ingrédients.

5. Laissez reposer la sauce au réfrigérateur pendant environ une demi-heure et n'oubliez pas de retirer l'ail avant de servir.

6. Assemblez enfin le sandwich. Couper le pain arabe en deux et procéder à la farce en mettant la salade, les tomates, les lamelles de seitan, l'oignon et enfin la sauce yaourt.

42. Pops au poulet

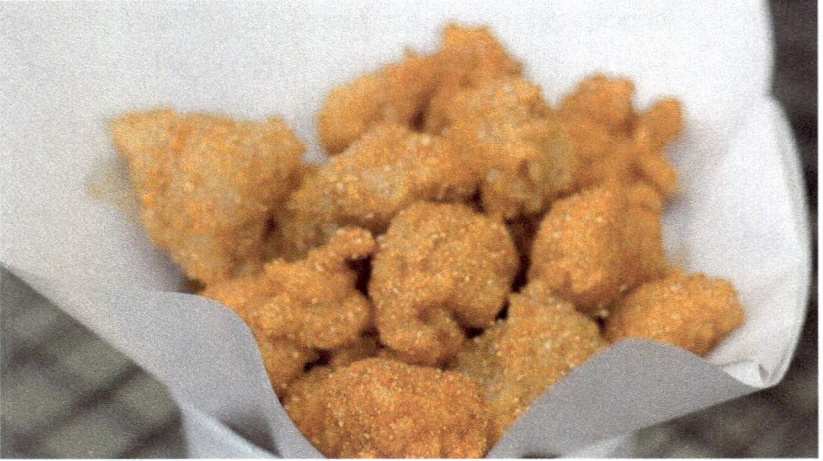

INGRÉDIENTS

- 1 kilo de poulet (filets)
- 2 oeufs
- 300 grammes de chapelure ou de panko
- Poivre noir
- Huile
- Le sel

PRÉPARATION

1. Coupez les filets de poulet en petits carrés et salez-les.
2. Dans un bol, battre les œufs. Dans un autre bol, on met les 300 grammes de panko. Pendant ce temps, faites chauffer de l'huile

d'olive extra vierge dans une poêle ou une friteuse.

3. Battre les carrés de poulet dans l'oeuf puis les passer dans le panko. Lorsque l'huile est très chaude, vous devriez faire frire.

4. Laissez les pops de poulet égoutter sur une assiette avec du papier absorbant. Par la suite, présentez et accompagnez d'un peu de sauce au goût.

43. Sandwich à la poitrine de poulet

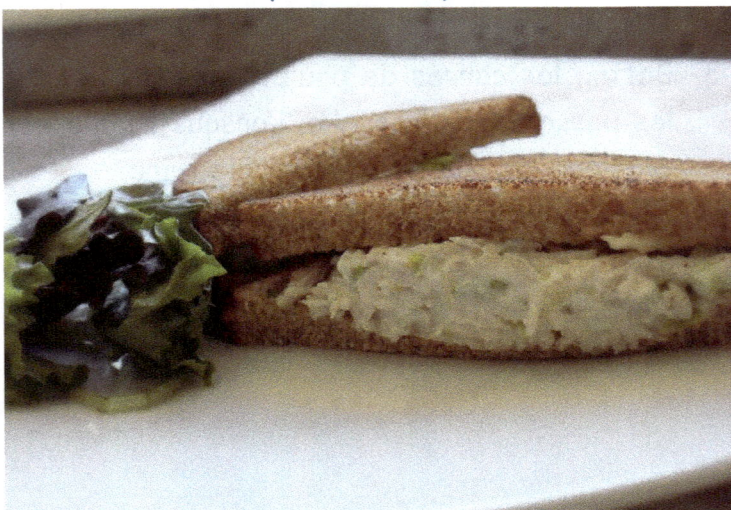

INGRÉDIENTS

- Mayonnaise
- Poitrine de poulet
- Céleri
- Sel et poivre au goût
- Pain. Vous pouvez utiliser le type de pain que vous préférez

PRÉPARATION

1. Pour commencer, faites bouillir le poulet dans une casserole avec une branche de céleri et du sel.
2. Une fois prêt, retirez le poulet et laissez-le refroidir quelques minutes.

3. Pendant que le poulet refroidit, hachez le reste du céleri et mélangez-le avec de la mayonnaise.
4. Émiettez le blanc de poulet et incorporez-le au mélange de mayonnaise et de céleri. Bien mélanger.
5. Saler et poivrer au goût si besoin
6. Enfin, placez le mélange de poulet sur le pain. Prendre plaisir

44. Sauce Spaghetti Végétarienne

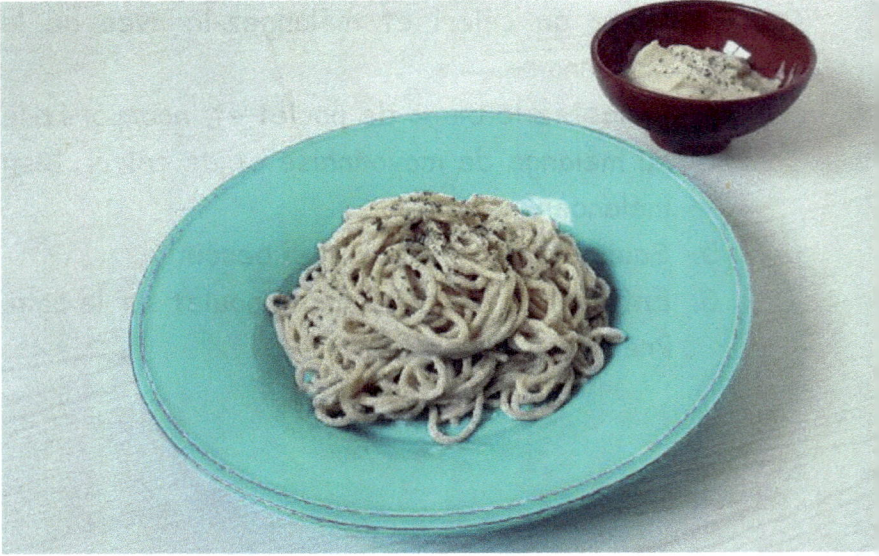

INGRÉDIENTS

- 1 tasse de chou-fleur cuit (15 minutes dans beaucoup d'eau avec une pincée de sel)
- 1 cuillère à café d'ail en poudre
- 1 cuillère à café de poudre d'oignon
- 1 cuillère à soupe pleine de levure de bière (remplaçable par de la levure nutritionnelle)
- 1 cuillère à soupe de jus de citron
- 1 cuillère à soupe de sauce soja
- Huile d'olive, sel, eau et origan pour décorer

PRÉPARATION

1. Mélangez dans le verre mixeur le chou-fleur, l'ail, l'oignon, la levure, le citron, la sauce soja, une pincée de sel, une cuillère à soupe d'huile d'olive et quelques cuillères à soupe d'eau.
2. Écrasez jusqu'à obtenir une sauce crémeuse et homogène, si vous en avez besoin versez un peu plus d'eau.
3. Servir chaud avec des spaghettis ou des nouilles

45. Recette de salade d'épinards

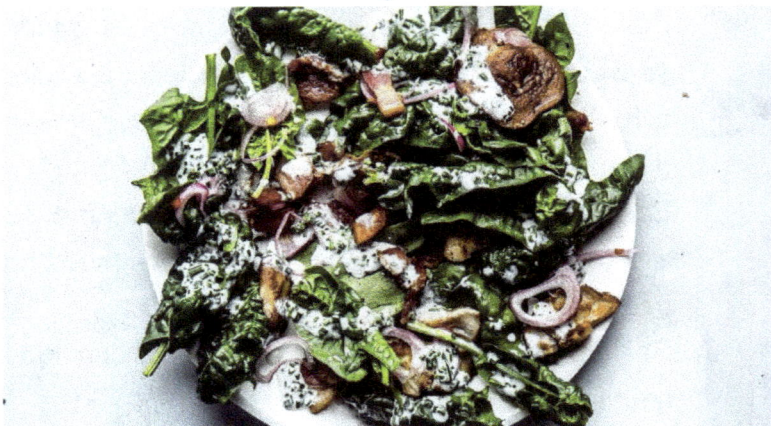

INGRÉDIENTS

- Petits épinards tendres
- Parmesan en flocons
- Noix de Noix
- Huile d'olive vierge extra
- Vinaigre de vin blanc ou vinaigre balsamique au goût
- Sel-poivre au goût

PRÉPARATION

1. Lavez très bien les épinards en changeant beaucoup d'eau, voire plusieurs fois.
2. Si vous voulez être plus détendue, dans le cas des femmes enceintes, après les avoir lavées, laissez-les dix minutes dans de l'eau à laquelle

vous avez ajouté une cuillerée de bicarbonate de soude.

3. Ensuite, rincez-les et laissez-les égoutter et séchez-les avec un chiffon propre.

4. Mettez-les dans un bol et assaisonnez avec une vinaigrette préparée avec trois parties d'huile d'olive extra vierge et une de bon vinaigre de vin blanc.

5. Battez les deux liquides avec une fourchette et ajoutez du sel et du poivre au goût.

46. Recette de salade de poulet riche

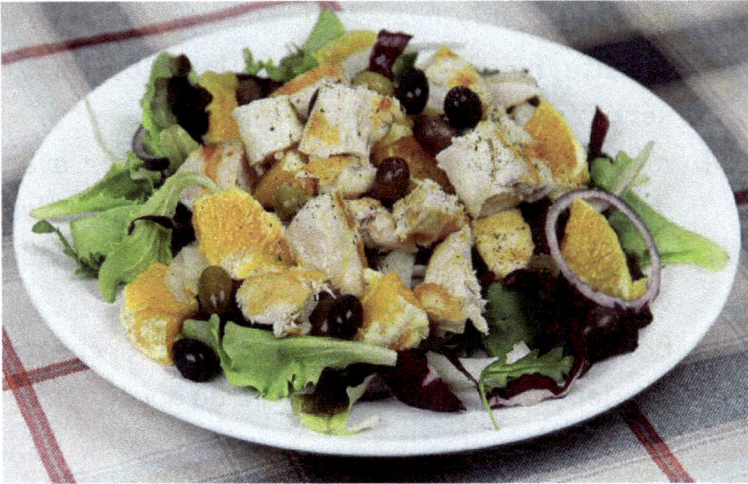

INGRÉDIENTS

- Poitrine de poulet
- 200 g de carottes
- 120g Tomates
- 1 Tomates
- 150 g de laitue
- 150 g Roquette
- 150 g de raisins secs
- 20g d'huile d'olive extra vierge
- 3 cuillères à soupe de citron
- 1 Sel au goût Olives
- 50 g d'olives
- Pamplemousse 1

PRÉPARATION

1. Salade de poulet riche Faire tremper les raisins secs pendant 15 minutes dans de l'eau tiède. Lavez et nettoyez la roquette et la laitue en enlevant les parties dures et les tiges, puis cassez-les toutes les deux.
2. Salade de poulet riche Retirez les résidus gras de la poitrine de poulet, coupez-la en lanières et faites-les revenir à feu vif avec une cuillère à soupe d'huile.
3. Salade riche au poulet Pelez le pamplemousse, retirez les clous de girofle et divisez-les en deux dans le sens de la longueur. Epluchez les carottes et râpez-les, coupez les tomates vertes en rondelles et les tomates cerises en deux.
4. Salade de poulet riche Mélanger tous les ingrédients dans un saladier et assaisonner avec l'émulsion préparée en mélangeant l'huile avancée, le jus de citron et le sel.

47. Sandwich Jambon Et Fromage

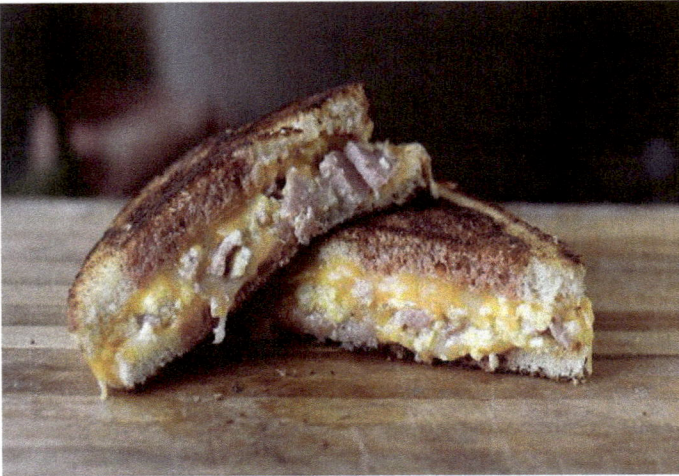

INGRÉDIENTS

- Pain 8 tranches
- Oeufs 4
- Jambon cuit
- 300 g Fromage filandreux
- 150 g de beurre
- 50 g de moutarde
- 3 cuillères à soupe d'huile d'olive extra vierge
- 1 cuillère à soupe Sel au goût Poivre au goût

PRÉPARATION

1. Étaler la moutarde sur les tranches de pain;
   Faites frire les œufs dans une poêle

antiadhésive juste graissée avec de l'huile d'olive extra vierge.

2. Placer quelques tranches de jambon fumé, 1 œuf au plat et quelques tranches de fromage sur 4 tranches de pain ; recouvrir d'une autre tranche de pain.

3. Beurrez chacun à l'extérieur et faites-le cuire couvert dans une casserole jusqu'à ce qu'il soit doré des deux côtés. Servir les sandwichs chauds.

48. Recette Poulet Et Riz Espagnol

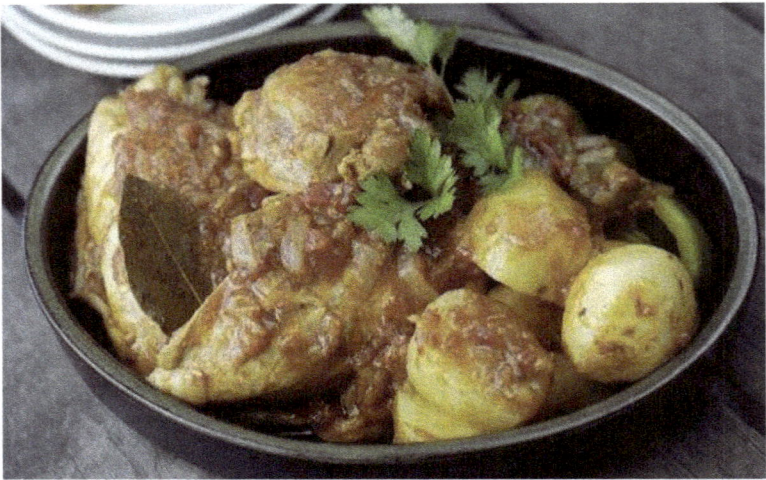

INGRÉDIENTS

Farine 1 cuillère à soupe

- 4/4 poulet avec peau
- Huile d'olive vierge extra
- 2 cuillères à soupe d'ail en tranches
- 2 tranchés oignon
- 1 grand bouillon de poulet
- 3 / 4 l Fils de safran
- 1 / 2 cuillères à café
- Poivrons 2
- Citrons 2 coupés en quartiers
- Riz 250g
- Poivre au goût Olives 12
- Persil 2 touffes

PRÉPARATION

1. Fariner le poulet, le mettre dans un sac avec la farine et bien secouer.
2. Faites chauffer l'huile à feu doux et faites revenir l'ail pendant 1 minute en remuant. Ajouter le poulet et cuire à feu moyen, en remuant de temps en temps, pendant 5 minutes, jusqu'à ce que la peau soit légèrement dorée, puis la transférer dans une assiette.
3. Ajouter l'oignon dans la poêle et cuire, en remuant de temps en temps, pendant 10 minutes, jusqu'à ce qu'il ait ramolli. Pendant ce temps, faire chauffer le bouillon avec le safran à feu doux.
4. Transférer le poulet et l'oignon dans une grande casserole, ajouter les poivrons, les citrons et le riz et couvrir avec le bouillon. Bien mélanger et poivrer.
5. Couvrir et cuire dans un four préchauffé à 180°C pendant 50 minutes, jusqu'à ce que le poulet soit complètement cuit et tendre. Baisser la température à 160°C, ajouter les olives et cuire encore 10 minutes.
6. Saupoudrer de persil et servir.

49. Granola Maison Aux Amandes Et Aux Pommes

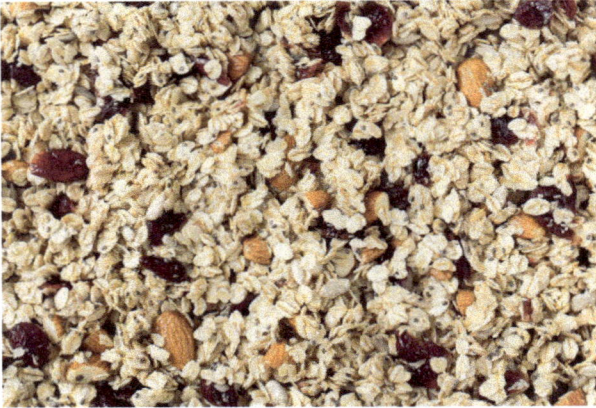

INGRÉDIENTS

- 2 + 1/2 tasses (250g) de flocons d'avoine
- 1/3 tasse (30g) de graines de tournesol
- 3/4 tasse d'amandes hachées
- 1/4 cuillère à café de sel
- 1 pomme rouge moyenne, tranchée finement

INGRÉDIENTS LIQUIDES

- 1/4 tasse d'huile de noix de coco fondue
- 1/4 tasse de beurre d'arachide
- 1/3 tasse de miel

PRÉPARATION

1. Mélanger les corn flakes, les pipes, les amandes dans un bol et ajouter le sel.

2. Faire chauffer l'huile de coco dans une casserole ou au micro-ondes. Verser dans un bol et mélanger avec le miel et le beurre de cacahuète jusqu'à l'obtention d'une sauce épaisse.
3. Versez-le sur les flocons d'avoine et remuez jusqu'à ce que tout soit intégré.
4. Tapisser une plaque à pâtisserie de papier sulfurisé et étaler le granola pour bien rôtir. Ajouter les tranches de pomme sur le dessus.
5. Mettre au four à 170° pendant 15-20' en déplaçant tous les 10' pour qu'il soit bien doré de tous les côtés. Secouez le hochet et le rouleau secoue

50. Quesadillas Aux Crevettes Fumées

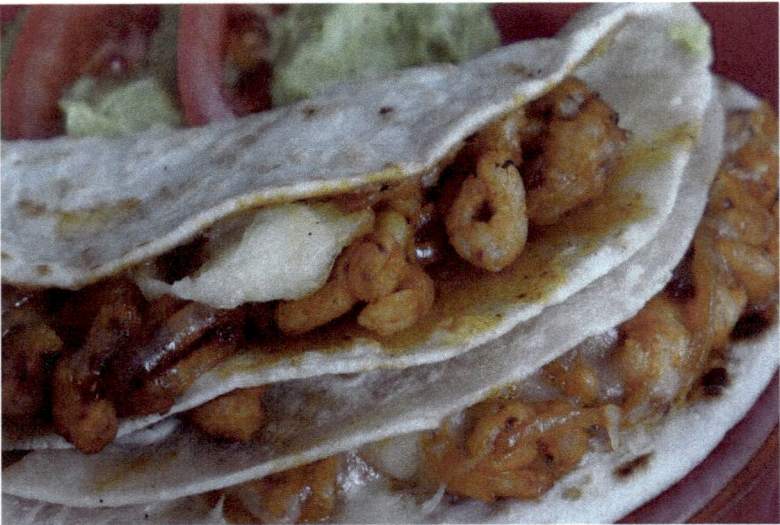

INGRÉDIENTS

- Deux cuillères à soupe d'huile de canola
- $\frac{1}{4}$ tasse d'oignon, haché
- Deux tasses de crevettes fraîches, petites
- Un piment chipotle + 2 cuillères à soupe de sauce marinade chipotle
- Un paquet de tortillas à la farine
- Une tasse de fromage en filets, Monterrey Jack, Oaxaca ou Asadero

LES PRÉPARATIFS

1. Chauffer l'huile de canola dans une poêle et ajouter l'oignon et mélanger jusqu'à ce qu'il soit tendre, environ 1 minute.

2. Ajouter les crevettes et cuire jusqu'à ce qu'elles soient roses et bien cuites.
3. Ajouter 1 piment chipotle et deux cuillères à soupe de sauce adobo. Cuire 5 minutes en remuant rapidement pendant environ 3 minutes. Retirez le piment chipotle du mélange.
4. Dans une poêle à part, chauffer les tortillas.
5. Ajouter le mélange de crevettes et placer le fromage sur le dessus. Plier la tortilla en deux et chauffer 1 minute de chaque côté ou jusqu'à ce que le fromage fonde.

CONCLUSION

Le régime DASH est un régime qui offre de nombreux bienfaits pour les personnes souffrant d'hypertension artérielle ou d'hypertension artérielle, de cholestérol et de diabète de « type 2 ». Si vous souhaitez améliorer votre santé pour perdre du poids, le régime DASH favorise une alimentation saine.

La recherche montre que le régime DASH peut aider à réduire la tension artérielle, du moins à court terme, mais des études plus longues seront nécessaires pour déterminer si le régime DASH entraînera une baisse des taux de maladies cardiaques pour ceux qui parviennent à le suivre à long terme.

Le régime DASH peut être une combinaison parfaite : un régime raisonnable pour maintenir la tension artérielle sous contrôle et pour perdre des kilos ou maintenir un poids santé.

www.ingramcontent.com/pod-product-compliance
Lightning Source LLC
Chambersburg PA
CBHW060318030426

42336CB00011B/1108